Vorwort

Liebe Leserinnen, liebe Leser,

möglicherweise suchen Sie auch immer wieder nach wirklich praktischen Hilfestellungen zur Pflegedokumentation, um auf dem neuesten Stand zu sein. In dieser Broschüre finden Sie detaillierte und praxisnahe Informationen zu den einzelnen Schritten des Pflegeprozesses.

Außerdem erleichtern die praktischen Umsetzungshilfen bestimmt die schriftliche Arbeit. Falls Sie sich immer schon gefragt haben, wie Sie die Expertenstandards in Ihrer Pflegeplanung berücksichtigen sollen: Hier steht's.

Sitzen Sie nicht länger vor Ihren Pflegeplanungen wie das Kaninchen vor der Schlange, legen Sie beherzt los und nutzen Sie diese Broschüre als Ihren ständigen Begleiter.

Ihr Brigitte Leicher
Chefredakteurin „Praxis: Altenpflege" und „STATIONÄRE PFLEGE aktuell"

Inhalt

1 Darum ist der Pflegeprozess sinnvoll **4**
1.1 Der Pflegeprozess ist die Grundlage Ihrer Pflege 4
1.2 Eine gute Pflegeplanung braucht Zeit 6
1.3 Ohne geht es nicht: die Informationssammlung 7
1.4 Test: Ist Ihre Pflegeanamnese auf einem aktuellen Stand? 10
1.5 Nicht vergessen: Probleme und Ressourcen definieren 11
1.6 Ihre Zielformulierung muss SMART sein 14
1.7 Ihre Maßnahmenplanung ist die Schnittstelle zur direkten Pflege 16
1.8 Pflegeevaluation: Der Boxenstopp für Ihre Pflegeprozesse 17

2 Der Pflegebericht – Die Visitenkarte für Ihre geplante Pflege **21**
2.1 Veränderte Probleme, Fähigkeiten und Bedürfnisse gehören in den Pflegebericht 21
2.2 Die Erfolgskontrolle hält Ihren Pflegeprozess lebendig und praxisnah 22
2.3 Schritt-für-Schritt-Anleitung für die Kasacktasche: So bringen Sie Ihre Pflegeplanung zu Papier 25
2.4 Eintragungen in die Pflegedokumentation – Konzentrieren Sie sich auf das Wesentliche 26
2.5 Übersicht: Beispiele für wertfreie Formulierungen im Pflegebericht 29
2.6 So schaffen Sie den Schritt zum aussagekräftigen Pflegebericht einfach und schnell 30

3 Praktische Umsetzungshilfen **34**
3.1 Mit diesen 11 Tipps bleibt Pflegeplanung nicht länger ein Ärgernis für Sie 34
3.2 So gelingt Ihnen eine praxisnahe Pflegeplanung 36
3.3 Mit diesen Formulierungshilfen gestalten Sie Ihre Pflegeplanung individuell 39
3.4 Muster: Integrierte Planung der als Pflegeerschwernis geltenden Behandlungspflege 48
3.5 Checkliste: So ist Ihre Pflegedokumentation absolut rechtssicher 49

4 Dokumentation der Expertenstandards und Risikoeinschätzung 50

4.1 So analysieren und dokumentieren Sie Pflegerisiken bei Bewohnern richtig 50

4.2 Muster: Kundenbezogene Risikoermittlung 53

4.3 Expertenstandard Dekubitusprophylaxe: So dokumentieren Sie leicht und sachgerecht die Dekubitusprophylaxe 54

4.4 Expertenstandard Sturzprophylaxe: So dokumentieren Sie Ihre Sturzprophylaxe 57

4.5 Expertenstandard Ernährung: Mit diesem neuen Assessment gelingt Ihre Pflegeplanung viel leichter 62

4.6 Expertenstandard Schmerz: Schätzen Sie Schmerzen Ihrer Patienten richtig ein – auch ohne Worte 67

4.7 Expertenstandard Inkontinenz: Immer Ärger mit Ihrer Pflegeplanung bei Inkontinenz? 70

4.8 Expertenstandard Wundversorgung: Mit diesen Formulierungshilfen beschreiben Sie Wunden fachlich korrekt 75

5 Exkurs 78

1 Darum ist der Pflegeprozess sinnvoll

1.1 Der Pflegeprozess ist die Grundlage Ihrer Pflege

Im Pflegeprozess spiegelt sich die komplette Arbeit Ihres Teams an Ihrem Pflegekunden wider. Sie stellen schrittweise und fortlaufend die Bedürfnisse und Kompetenzen Ihres Pflegekunden fest. Sie besprechen mit ihm seinen Hilfebedarf und die notwendige Hilfestellung. Sie planen die Durchführung und überprüfen regelmäßig, ob Maßnahmen und Ziele noch angemessen sind.

In Ihrer Dokumentation soll sich das aktuelle Bild des Pflegebedürftigen widerspiegeln, so dass auch ein Fremder anhand der Pflegeplanung den Pflegekunden wiedererkennt und ihn danach pflegen könnte. Der **Pflegeprozess** ist in diesem Zusammenhang eine **Arbeitsmethode**, die für den dynamischen Fortlauf der Planung sorgt, d. h., sie endet nicht auf dem Papier, sondern **läuft kontinuierlich fort**. Folgende Ziele sollen hierdurch erreicht werden:
- Sicherheit für den Pflegekunden
- Einbeziehung von Angehörigen
- Kontinuität und fachliche Absicherung
- Gesicherter Informationsfluss
- Objektive Beurteilung und transparente Leistungserbringung

Ihr Pflegeprozess folgt dem PDCA-Zyklus

In den meisten Fällen wird Ihr Dokumentationssystem nach den 6 Schritten des Pflegeprozesses aufgebaut sein. In der Prüfungsanleitung des MDK ist nicht zwingend festgelegt, dass Sie danach pflegen müssen.

Vorgegeben ist letztlich nur, dass Sie Ihre Pflegearbeit im Sinne des **PDCA-Zyklus** aufbauen und dokumentieren müssen.

Hinter dem PDCA-Zyklus stehen folgende 4 Schritte, die sich immer wieder wiederholen: Planung (**Plan**), Ausführung (**Do**), Überwachung der Wirkung Ihrer Pflegemaßnahmen und Zielformulierungen (**Check**) sowie die Weiterführung der Maßnahmen nach eingehender Prüfung (**Act**). Und der PDCA-Zyklus ist von der Logik her nichts anderes als der 6-schrittige Pflegeprozess.

Übersicht: Pflegeprozess und PDCA-Zyklus

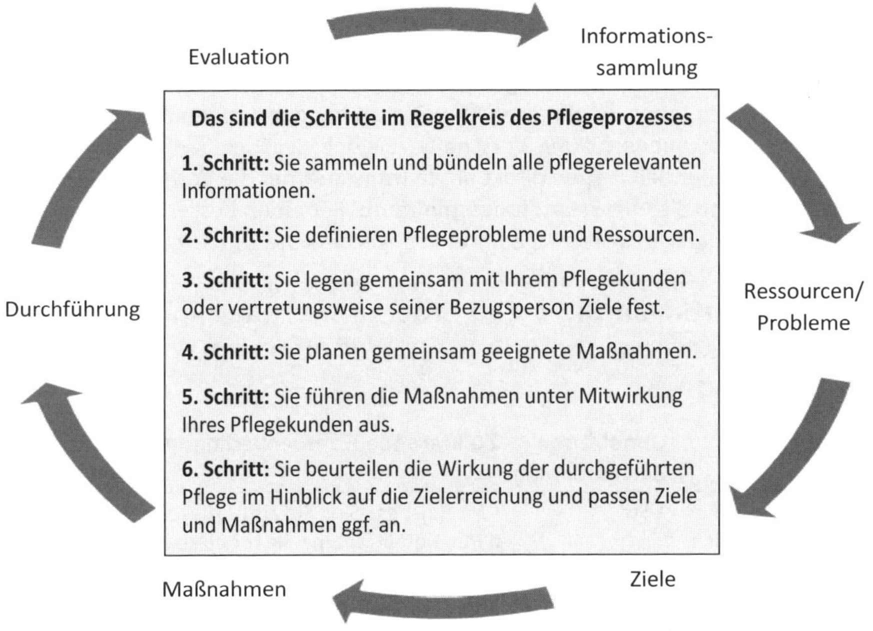

Das sind die Schritte im Regelkreis des Pflegeprozesses

1. Schritt: Sie sammeln und bündeln alle pflegerelevanten Informationen.

2. Schritt: Sie definieren Pflegeprobleme und Ressourcen.

3. Schritt: Sie legen gemeinsam mit Ihrem Pflegekunden oder vertretungsweise seiner Bezugsperson Ziele fest.

4. Schritt: Sie planen gemeinsam geeignete Maßnahmen.

5. Schritt: Sie führen die Maßnahmen unter Mitwirkung Ihres Pflegekunden aus.

6. Schritt: Sie beurteilen die Wirkung der durchgeführten Pflege im Hinblick auf die Zielerreichung und passen Ziele und Maßnahmen ggf. an.

Das ist der PDCA-Zyklus in der Pflege

Plan = Sie legen die Ziele und den Prozess fest. Auf der Grundlage der gesammelten **Informationen** (Informationssammlung) definieren Sie **gemeinsam** mit dem Pflegebedürftigen Probleme und Bedürfnisse. Unter Berücksichtigung von Fähigkeiten und Ressourcen vereinbaren Sie **Ziele** und **Pflegemaßnahmen** zur **Problemlösung**.

Do = Ausführen der Prozesse. In Zusammenarbeit mit Ihrem Pflegekunden führen Sie bzw. Ihr Pflegeteam die vereinbarten Pflegemaßnahmen **durch** und **dokumentieren** diese.

Check = Sie überwachen und messen Prozesse und die Reaktion des Kunden. Sie **evaluieren** die Wirkung der Pflegemaßnahmen auf das Problem, kontrollieren in regelmäßigen Intervallen und bewerten die Situation Ihres Pflegekunden im Hinblick auf die Zielformulierung.

Act = Sie bewerten die Leistung und ergreifen Maßnahmen zur ständigen Verbesserung. Aufgrund der Ergebnisse der **Zielüberprüfung** passen Sie die Pflegemaßnahmen entsprechend der veränderten Situation des Pflegebedürftigen an oder **führen** sie weiterhin wie gehabt durch.

Quelle: Prüfanleitung zur Qualitätsprüfung des MDK

1.2 Eine gute Pflegeplanung braucht Zeit

Die Pflegeplanung ist Teil Ihrer Arbeit. Es ist Ihre Aufgabe, Ihre Kenntnisse zur Pflegeplanung aufzufrischen und auf dem neuesten Stand zu halten. Diese Leistung kauft Ihr Arbeitgeber mit Ihrer Anstellung als Fachkraft ein.
Sache Ihres Arbeitgebers ist hingegen die Gestaltung der notwendigen Rahmenbedingungen zur Aufgabenerfüllung. Verschaffen Sie sich hierüber Klarheit und sprechen Sie die unten stehenden Fragen direkt an. Je transparenter die Vorgaben sind, desto genauer erkennen Sie Ihren **Handlungsspielraum**. Für einen besseren Überblick finden Sie in der Übersicht Vorschläge für eine angemessene Zeitvorgabe.

Übersicht: Klären Sie diese Fragen im Zusammenhang mit der Prozesssteuerung mit Ihrer Wohnbereichs- oder Teamleitung

Aufgabe	Ungefährer Zeitvorschlag	Zu klärende Rahmenbedingungen
Erstgespräch / Aufnahmegespräch	**1 Std.**	Wer führt es? Sind Sie als Bezugspflegekraft daran beteiligt? Sind Sie für diese Zeit freigestellt?
Biografiegespräch	**2-mal 1 Std.**	Wer führt es, gehört dies zu Ihren Aufgaben oder sind andere Bereiche im Haus zuständig?
Informationssammlung	**1 Std.**	Bis wann muss diese in Ihrer 1. Ausfertigung dokumentiert sein? Können Sie zur Abstimmung einen Gesprächstermin mit Ihrem Pflegekunden und seiner Bezugsperson vereinbaren?
Risikoeinschätzung, Assessments	**1,5 Std. mit Wertemessung**	Welche Assessments und Hilfsmittel stehen zur Verfügung? Wie wird die hierfür benötigte Zeit eingeplant?
Erstellung der Pflegeplanung	**2 Std.**	Bis wann muss sie erstellt sein? Wann besteht Freiraum für diese Aufgabe? Welche Weisungsbefugnis haben Sie an Kollegen im Hinblick auf die Durchführung?
Evaluation	**1 Std.**	Wie häufig und in welchem Umfang soll evaluiert werden?
Vorstellung der Pflegeplanung im Team	**20 Minuten**	Sind hierzu standardmäßig Zeiten im Dienstplan vorgegeben?

1.3 Ohne geht es nicht: die Informationssammlung

Viele Pflegekräfte vernachlässigen die Informationssammlung im Pflegealltag. Die Folge ist die Durchführung von Maßnahmen ohne sorgfältige Recherche. Beobachten Sie einmal in Ihrem Team, wie häufig Sie und Ihre Kollegen schon Maßnahmen planen, bevor Sie ausreichend Informationen recherchiert haben.

Beispiele:

- Sie haben den Pflegekunden schon geduscht ohne nachzuschauen, ob Ihr Kollege von gestern diese Pflegehandlung bereits durchgeführt hat. Sie wundern sich nur darüber, dass er selbst so vehement das Duschen ablehnt.

- Ein Pflegekunde schläft 2 Nächte nicht. Der Arzt wird gebeten, ein Medikament anzuordnen. Als Sie die Tochter über die neuen Medikamente informieren, sagt diese Ihnen, dass Ihre Pflegekundin seit Jahren immer mal wieder 1–2 Nächten nicht schläft.

Zu einer sorgfältigen Informationssammlung zählen die

1. **Fremdeinschätzung** z. B. durch Sie als Pflegefachkraft oder Angehörige

2. **Selbsteinschätzung** Ihres Pflegekunden sowohl durch verbal geäußerte Information als auch durch nonverbale Signale.

Viele Pflegekräfte fragen sich, ob es nicht eine absolute **Grenzüberschreitung** hin zum gläsernen Bewohner / Patienten bedeutet, wenn sie Informationen sammeln und verwalten.

Ziehen Sie daher immer wieder die Grenze zur Professionalität: Informationssammlung bedeutet nicht, **alles** über den Pflegebedürftigen zu erfahren, sondern **die pflegerelevanten** Informationen so vollständig wie möglich zu erfassen. Das Kriterium „pflegerelevant“ bezieht sich immer auf die möglichst selbstständige Verrichtung der Aktivitäten des Lebens oder einen Ausgleich der Defizite.

Die Informationssammlung beginnt mit dem Einzug / Pflegeübernahme und läuft fort bis zur Beendigung des Pflegeauftrags. Was genau zu einer umfassenden Informationssammlung gehört, finden Sie in der folgenden Übersicht.

Übersicht: Die Bestandteile einer gelungenen Informationssammlung

Informationssammlung

↓

Systematische Aufnahme von: Problemen, Pflegebedürfnissen, Gewohnheiten, Fähigkeiten, Ressourcen und Wünschen, Selbstständigkeit des Bewohners / Patienten

↓

Selbsteinschätzung Ihres Pflegekunden

- Informationen, Aussagen
- Verbale und nonverbale Äußerungen
- Biografie
- Mitgebrachte Gegenstände, Kleidung, Bilder etc.
- Hausbesuch

Fremdeinschätzung

- Pflegeüberleitungsbogen
- Krankenhaus-, Arztberichte
- MDK-Gutachten
- Informationen durch die Angehörigen
- Aussagen anderer beteiligter Berufsgruppen (z. B. Hausarzt, Facharzt, Krankengymnast, Fußpflege)

Pflegefachliche Einschätzung durch die Pflegekräfte

- Messbare Daten, Größe, Gewicht
- Beobachtungen der Pflegekräfte, Hauswirtschaft, des Sozialen Dienstes
- Beobachtung weiterer Beschäftigter (z. B. Leitung, Verwaltung)
- Risikoeinschätzungsassessments bzw. deren Auswertung

↓

Sie als Pflegefachkraft sammeln und bündeln die Informationen sinnvoll und überschaubar, erkennen Probleme und Ziele, legen gemeinsam mit den am Pflegeprozess Beteiligten die Maßnahmen fest.

Halten Sie die Informationssammlung immer auf dem aktuellen Stand

Mit der Informationssammlung beginnen Sie vom 1. Kontakt mit Ihrem Pflegekunden und seinen Bezugspersonen. Sie vervollständigen sie so zügig wie möglich. Im weiteren Pflegeverlauf überprüfen Sie die Angaben regelmäßig im Hinblick auf deren Aktualität und Relevanz.

Schritt-für-Schritt-Anleitung: So bleibt Ihre Informationssammlung lebendig

1. Schritt: Erstgespräch und Vorbereitung der Akten: Die Zusammenfassung der ersten Gespräche trägt der Verantwortliche sinnvollerweise zunächst in den Pflegebericht und das Stammblatt ein.

2. Schritt: Aufnahmegespräch: Tragen Sie die erhaltenen Informationen gleich in die vorgesehenen Formulare ein.

3. Schritt: Sammlung: In den nächsten Tagen sammeln Sie fortlaufend Informationen und führen sie in Ihrer Informationssammlung zusammen.

4. Schritt: Abstimmung: Stimmen Sie die Angaben anschließend noch einmal mit dem Pflegekunden und seiner Bezugsperson ab. Erfragen Sie in diesem Gespräch weitere Informationen zur pflegerelevanten Vorgeschichte. Hierzu gehören auch Rituale, Gewohnheiten, Wünsche und Abneigungen.

5. Schritt: Fortführung: Sammeln Sie kontinuierlich weitere Informationen und überprüfen Sie vorhandene Informationen auf deren Aktualität.

Wie Sie alles Wichtige erfahren

Für eine vertrauensvolle Pflegebeziehung ist es entscheidend, dass Ihr Pflegekunde sich ernstgenommen fühlt. Ansonsten traut er sich möglicherweise gar nicht erst, seine Wünsche zu äußern oder peinliche Details wie Inkontinenz zu erwähnen. Sie hingegen wundern sich im Gegenzug darüber, dass er so wenig sagt.

Klären Sie ebenso Ihre gegenseitigen Erwartungen, und machen Sie deutlich, welche Hilfestellungen Sie realistisch leisten können und welche nicht.

1.4 Test: Ist Ihre Pflegeanamnese auf einem aktuellen Stand? (1/2)

Wohnbereich:

Name der prüfenden Pflegefachkraft:

Name des Bewohners:

Datum der Kontrolle:

Prüfkriterium	**ja**	**nein**
Sind die Informationen zur Biografie so vollständig wie möglich?	❑	❑
Sind die wichtigen Sozialkontakte vermerkt und auf einem aktuellen Stand?	❑	❑
Ist die aktuell wichtigste Bezugsperson bzw. sind die aktuell wichtigsten Bezugspersonen benannt?	❑	❑
Sind die Informationen zu den Gewohnheiten aktuell, z. B. Aufsteh- und Ruhezeiten?	❑	❑
Entsprechen die Informationen zu den Ess- und Trinkgewohnheiten des Bewohners der aktuellen Situation?	❑	❑
Sind die Informationen über das Befinden des Bewohners auf einem aktuellen Stand?	❑	❑
Werden die aktuellen Gefühle des Bewohners, z. B. zufrieden, depressiv, zurückgezogen, beschrieben?	❑	❑
Entsprechen die beschriebenen Wünsche und Bedürfnisse des Bewohners seiner aktuellen Situation?	❑	❑
Ist beschrieben, ob der Bewohner Wert auf religiöse oder weltanschauliche Rituale, z. B. Gottesdienst legt?	❑	❑
Sind die aktuell besonderen Vorlieben und Abneigungen des Bewohners beschrieben?	❑	❑
Ist erfasst, ob der Bewohner eine geschlechtsspezifische Pflege wünscht, d. h., ein Mann möchte von einem Mann, eine Frau von einer Frau gepflegt werden?	❑	❑
Sind die besonderen Ängste des Bewohners beschrieben, z. B. Angst vor Dunkelheit?	❑	❑
Sind die Informationen über den Grad der Selbstständigkeit bei Aktivitäten des täglichen Lebens aktuell?	❑	❑
Sind aktuelle Gefährdungen erfasst, z. B. Sturz, Dekubitus usw.?	❑	❑
Sind die Beschreibungen über Orientierungsvermögen, Gedächtnis und Konzentration noch zutreffend?	❑	❑

1.4 Test: Ist Ihre Pflegeanamnese auf einem aktuellen Stand? (2/2)

Prüfkriterium	ja	nein
Sind pflegerelevante Probleme in Bezug auf Herz-Kreislauf, Atmung, Stoffwechsel, Schmerzen (Vitalfunktionen) erfasst und auf dem aktuellen Stand?	❑	❑
Sind auch wichtige Informationen von anderen an der Versorgung Beteiligten, z. B. Ärzte, Therapeuten, Sozialer Dienst erfasst?	❑	❑
Anmerkungen:		
Notwendige Maßnahmen / Korrekturen:		
Verantwortlich:		
Zu erledigen bis:		
Unterschrift:		

1.5 Nicht vergessen: Probleme und Ressourcen definieren

Ein Pflegeproblem zeigt sich, wenn Ihr Pflegekunde eine eingeschränkte oder verlorene Fähigkeit im Alltag nicht mehr kompensieren kann und sein Wohlbefinden oder seine individuelle Unabhängigkeit hierdurch beeinträchtigt werden.

In diesem Schritt des Pflegeprozesses werten Sie die gewonnenen Informationen aus, **gruppieren** diese und beurteilen, ob es sich um eine Ressource oder ein Problem handelt.
Mit der Problembeschreibung formulieren Sie einen Zustand, der Pflege oder Betreuung (im Sinne aller AEDLs) erfordert. Damit sind die medizinischen Diagnosen ausgeklammert. Diese bilden zwar häufig die Ursache für das Pflegeproblem, das eigentliche Problem besteht aber eher aus den Auswirkungen.

Beispiel:
Bew. / Pat. hat Arthrose —> bezeichnet die **Diagnose**, sagt aber noch nichts über das eigentliche Problem aus.

Hingegen: kann die Gabel aufgrund Gelenksversteifungen nicht halten, empfindet dies als Ungeschicklichkeit und schämt sich dafür —> bezeichnet das **Pflegeproblem**

Wie Sie Probleme erkennen und definieren

Manchmal haben Sie als Pflegekraft und Ihr Pflegekunde oder auch seine Angehörigen unterschiedliche Einschätzungen und Prioritäten: Der Pflegekunde erkennt sein Problem nicht als solches, oder die Pflegekraft wählt ein Problem, das eigentlich ihr eigenes ist. Grundsätzlich besteht Ihre Aufgabe darin, den Menschen als Ganzes zu verstehen und sich in seine persönliche Situation einzufühlen. Auf diese Weise schätzen Sie **real** ein, welchen **Unterstützungsbedarf** Ihr Pflegekunde hat. Mit ihm besprechen Sie, ob er seine Ressourcen und Probleme ähnlich einschätzt.

Beispiel:
Ihr Pflegekunde verbringt seine Tage vorwiegend im Bett liegend. Sie erkennen natürlich sofort vielfältige Pflegeprobleme und fürchten, dass er wichtige Ressourcen auf Dauer verliert. Ihr Bewohner / Patient oder seine Angehörigen hingegen empfinden die Bettlägerigkeit gar nicht als Problem. An dieser Stelle ist Ihr Verhandlungs- und Informationsgeschick gefragt.

Das sind die 3 entscheidenden Faktoren bei der Problemdefinition:

- **Fachlicher Filter:** Sie erkennen durch Fachkenntnisse direkt vorhandene ebenso wie potenzielle Probleme

- **Rechtliche Anforderungen:** Die Sicherheit und Grundrechte Ihres Pflegekunden sind bindend für Ihr Handeln

- **Individualität:** Wünsche, Bedürfnisse und Wissensstand des Pflegekunden und der Bezugspersonen

So formulieren Sie Pflegeprobleme professionell und prägnant

Gewöhnen Sie sich an, Pflegeprobleme individuell zu formulieren und möglichst wenig vorgefertigte Formulierungshilfen zu nutzen. Es kommt hierbei nicht auf eine stilistische Ausdrucksweise an. Auch hier gilt, wie bei der gesamten Pflegedokumentation: so knapp wie möglich ohne Füllwörter und so beschreibend wie notwendig.

Beispiel:
Die Formulierung **„Pflegedefizit aufgrund von Demenz"** sagt nichts über das tatsächlich zu bearbeitende Problem aus: Möglich ist alles von Pflegeabwehr bis hin zur Unfähigkeit, den Waschvorgang zu beginnen oder sich wiederholende Bewegungen beim Waschen zu merken.

Übersicht: So beschreiben Sie Pflegeprobleme

Formulieren Sie das Pflegeproblem nach diesen Kriterien	Beispiel
so exakt und spezifisch wie nötig • Art und Weise des Defizits oder der Fähigkeit, • Zeitpunkt des Auftretens des Problems und Ursache	Bew. / Pat. lässt Grundpflege im Durchschnitt 1-mal pro Woche zu, versteht ansonsten den Sinn nicht, fühlt sich erkennbar bedroht
so kurz und knapp wie möglich • kurze Sätze, Beschränkung auf das Wesentliche	1-mal pro Woche Grundpflege möglich, mangelnde Einsicht und erkennbares Gefühl der Bedrohung
so objektiv wie möglich • ohne Werturteil	**nicht:** ist bei der Körperpflege unruhig und aggressiv **korrekte Formulierung:** schlägt bei der Körperpflege gezielt auf Pflegekraft ein
Strukturieren Sie sinnvoll	**Beispiel**
Was genau ist das Problem? • Was hat der Pflegebedürftige? • Was ist das eigentliche Problem? • Leidet der Pflegebedürftige darunter? • Worin besteht ein mögliches Selbstpflege-defizit? • Fehlt es dem Pflegebedürftigen an spezifischen Kenntnissen?	Bew. / Pat. wehrt die Körperpflege täglich ab, pflegt sich nicht aus eigenem Antrieb, lehnt nach Pflegeversuchen für ca. 2 Stunden das Essen ab
Was sind die Einflussfaktoren / Ursachen für dieses Problem? • Warum hat er es? • Welche Ursache hat das Problem? • In welchem Zusammenhang steht es? • Wodurch wird es beeinflusst? • Welche Risikofaktoren gibt es?	Keine Einsicht in die Notwendigkeit aufgrund fortgeschrittener Demenz, Gefahr der Hautschädigung und Pilzerkrankungen
Wie zeigt / äußert sich das Problem konkret? • Auf welchen Beobachtungen beruht das Pflegeproblem? • Welche Äußerungen Ihres Bewohners / Patienten waren ausschlaggebend?	Bew. / Pat. schlägt bei Pflegeversuchen um sich und ruft laut um Hilfe
Welche Ressourcen, Fähigkeiten, Potenziale hat Ihr Pflegekunde oder sind in seiner sozialen Umgebung vorhanden?	Bew. / Pat. singt gerne, liebt glitzernden Schmuck

1.6 Ihre Zielformulierung muss SMART sein

Viele Pflegekräfte legen die Ziele eher halbherzig fest, da es schwierig ist, die Ziele ohne Nennung der zugehörigen Maßnahme zu nennen. Das Pflegeziel definieren Sie idealerweise gemeinsam mit Ihrem Pflegekunden oder stellvertretend mit seinem Betreuer. Dies ist immer ein Aushandlungsprozess.

Beispiel: Frau Mayer möchte nach einem Oberschenkelhalsbruch wieder gehen lernen. Im Alltag bittet sie jedoch immer nach 2 Schritten darum, gefahren zu werden, da sie Schmerzen hat. Da sie aber im Sitzen keine Schmerzen hat, lehnt sie Schmerzmedikamente ab.
Aushandlungsprozess: Die Ziele von **Frau Mayer** sind: 1. Leben weitgehend ohne Schmerzmedikamente, 2. laufen lernen
Ziele der Pflegekraft: 1. Reduktion des Bewegungsschmerzes von 7 Punkten (Selbsteinschätzungsskala 1–10) auf 4 Punkte, 2. Woche 1: Bew. / Pat. schafft, 2 m zu gehen, usw.
Frau Mayer und ihre Pflegekraft müssen sich auf die vorrangigen Ziele einigen. Sie sind beide einig darin, was die Rehabilitation betrifft. Das Ziel bzgl. der Schmerzen ist Verhandlungssache.

Das Ziel verdeutlicht, welches Ergebnis Sie in der Zukunft erwarten

In der Zielformulierung beschreiben Sie den Zustand, der in der Zukunft erreicht werden soll. Die Formulierung erfolgt in der positiven Gegenwartsform möglichst in Stichworten.

Beispiele:

Richtige Formulierung	Häufige Formulierungsfehler
Bew. / Pat. geht alle Wege im Haus am Rollator	Bew. / Pat. benutzt im Haus keinen Rollstuhl mehr. (Hier wird als negative Formulierung beschrieben, was nicht sein soll, ein Pflegeziel sollten Sie immer in positiver Weise formulieren.)
Schmerzeinschätzung nach numerischer Rangskala < 4	Bew. / Pat. hat weniger Schmerzen. (Dies ist kein messbares Kriterium.)
Körperpflege ist 2-mal pro Woche möglich	Bew. / Pat. soll sich waschen lassen. (Dies drückt den Wunsch der Pflegekraft aus und nicht die aktive Handlung des Pflegekunden.)
Bew. / Pat nimmt pro Tag 1.500 ml Flüssigkeit zu sich	Ausreichende Flüssigkeitszufuhr (Hierbei handelt es sich ebenfalls um kein messbares Kriterium.)

Diese Kriterien verhelfen Ihnen zu einer prägnanten Zielformulierung

Die Pflegeziele beziehen sich auf unterschiedliche Bereiche innerhalb der Pflege und Zieldimensionen. Dies erleichtert Ihnen die Benennung der Faktoren, die sich konkret ändern sollen. Die SMART-Kriterien helfen Ihnen dabei, die Formulierung zu überprüfen.

Übersicht: Auf einen Blick: Diese 3 Kriterien zur Zielformulierung sollten Sie kennen

Kriterium 1: Definieren Sie den geeigneten Zielbereich, auf den sich das Pflegeziel beziehen soll

1. **Zustand:** Körperliche Unversehrtheit, z. B. intakte Haut, BMI = 21
2. **Können:** Fähigkeiten, z. B. hält Gleichgewicht beim Stehen, kann Gesicht und Oberkörper selbst waschen
3. **Wissen:** z. B. erkennt die Auswirkungen von geringer Flüssigkeitszufuhr, kennt Maßnahmen zur Sturzprävention
4. **Verhalten:** Entwicklungsprozess, z. B. äußert Ängste, akzeptiert den Dauer-Katheter (DK)
5. **Wollen:** Bereitschaft zur Mitwirkung, z. B. möchte wieder alle Strecken in der Wohnung gehen können

Kriterium 2: Formulieren Sie die Zeile SMART

Spezifisch: Was und wie viel wollen Sie erreichen?
Das „S“ wird vielfach auch als Synonym für „schriftlich fixiert und präzisiert“ verwendet.

Messbar: Wie messen Sie die Zielerreichung? Wann ist das Ziel erreicht?
Hinweis: Bei Zielen, die das Verhalten betreffen, können Sie dieses Kriterium nicht immer umsetzen.

Attraktiv: Ist das Ziel anspruchsvoll und herausfordernd? Oftmals wird das „A“ auch mit „akzeptabel“ gleichgesetzt oder vom Kunden „aktiv beeinflussbar“. Ziele werden immer positiv formuliert.

Realistisch: Ist das gesteckte Ziel unter Berücksichtigung der gegebenen Umstände und der vorhandenen Ressourcen erreichbar? Oftmals wird das „R“ auch mit „relevant“ oder „erstrebenswert“ gleichgesetzt.

Terminiert: Haben Sie eine Frist gesetzt, innerhalb deren das genannte Ziel erreicht werden soll?

3. Kriterium: Legen Sie fest, welche Art von Ziel zu den Ressourcen und Problemen Ihres Pflegekunden passt

Nah- und Fernziele: Nahziele sind innerhalb von Stunden oder Tagen erreichbar, Fernziele sind auf Wochen, Monaten oder Jahre angelegt.

Rehabilitationsziele: Bezeichnen das Wiedererlangen von verlorenen Fähigkeiten.

Erhaltungsziele: Jetziger Zustand wird beibehalten.

Bewältigungs- oder Linderungsziele: Betrifft den Umgang mit Schmerzen oder die Bewältigung schwieriger Lebenssituationen.

1.7 Ihre Maßnahmenplanung ist die Schnittstelle zur direkten Pflege

Damit jede Pflegekraft die gleichen Maßnahmen beim Pflegekunden ausführt und diese möglichst gleich und kundenorientiert verrichtet, legen Sie diese in Ihrer Maßnahmenplanung fest. Diese ist eine verbindlich geltende pflegerische Anordnung. An dieser Stelle der Pflegeplanung zeigt sich Realitätsnähe. Legen Sie nur Maßnahmen fest, die real auch durchgeführt werden können.

Die von Ihnen festgelegten Maßnahmen sollen das Pflegeproblem lösen. Hierbei müssen Sie die Fähigkeiten und Wünsche Ihrer Pflegekunden unbedingt berücksichtigen und wie bei allen anderen Schritten verhandeln.

Als Pflegemaßnahmen gelten:
1. vollständige Übernahme (VÜ)
2. teilweise Übernahme (TÜ)
3. Unterstützung (U)
4. Beratung, Anleitung und Beaufsichtigung

Im ambulanten Bereich sind Beratungsmaßnahmen besonders wichtig, da Sie einen Teil der Pflege ausführen; damit Ihr Pflegekunde ein Ziel aber erreicht, ist es notwendig, dass er oder die pflegenden Angehörigen darüber informiert sind, warum und wie sie bestimmte Handlungen verrichten.

Praxistipp ambulant: Informieren Sie sich, welche Leistungskomplexe (LK) Ihr Kunde vertraglich erhält. Lesen Sie die Ausführungen im LK-System, Anlage 2, Ihres Bundeslandes zu den einzelnen Leistungskomplexen. Dort ist beschrieben, welche Tätigkeiten im Leistungskomplex auf jeden Fall erbracht werden müssen, damit dieser abgerechnet werden kann. Diese Angaben bilden das Gerüst für Ihre handlungsleitenden Pflegemaßnahmen.

Formulieren Sie Pflegemaßnahmen kurz, genau und verständlich:
- Wer macht
- was wann
- wie oft
- wo und
- wie?

1.8 Pflegeevaluation: Der Boxenstopp für Ihre Pflegeprozesse

Ein Formel-1-begeisterter Azubi erklärte mir vor einiger Zeit: „Wenn Sie den Pflegeprozess mit einem Autorennen vergleichen, wäre die Evaluation sozusagen der Boxenstopp, während dessen die Pflegeplanung für die nächste Runde fit gemacht wird, alle Stellschrauben nachgezogen und für die nächste Runde aufgetankt wird, um Ihren Bewohner möglichst komfortabel zum nächsten Ziel zu bringen." So ganz Unrecht hatte er damit nicht.
Um zu überprüfen, ob eine Pflegeplanung noch aktuell ist und Ihre Mitarbeiter mit Ihren Bewohnern gemeinsam gesetzte Ziele erreichen konnten, ist eine Auswertung / Evaluation unerlässlich.

Die Erfolgskontrolle ist Aufgabe der zuständigen Bezugspflegefachkraft

Sie überprüft, ob die geplanten Maßnahmen zum Ziel geführt haben, und passt die Pflegeplanung ggf. den aktuellen Erfordernissen an. Möglicherweise haben Sie auch häufiger das Gefühl, dass Ihre Mitarbeiter diesen Bestandteil des Pflegeprozesses eher halbherzig durchführen. Vielleicht kommen Ihnen solche Eintragungen bekannt vor: „Bewohner fühlt sich wohl – keine Veränderungen." An dieser Stelle endet dann der Pflegeprozess und die Realität entfernt sich immer weiter von der Pflegeplanung. Machen Sie Ihren Mitarbeitern deutlich, dass die sorgfältig durchgeführte Evaluation nicht nur lästige Pflicht ist, sondern hilft, ihre eigene Arbeit zu bewerten. Unkonkrete Ziele oder nicht zielführende Maßnahmen erkennen sie treffsicherer und setzen sie nicht weiter fort.

Beispiel: Standardmaßnahmen werden nicht hinterfragt
Eine solche Standardmaßnahme bei Sturzgefahr ist der unreflektierte Hinweis auf geeignetes Schuhwerk, ohne die Individualität des Bewohners zu berücksichtigen.
Problem: Bewohnerin ist durch kleinschrittigen Gang sturzgefährdet
Ziel: *Sturzfreiheit*
Maßnahme: (*u. a. neben anderen Maßnahmen) auf geeignetes festes Schuhwerk achten*

Evaluation:

1. Beim **genauen Durchlesen** des Pflegeberichtes fällt der Bezugspflegefachkraft auf, dass die Bewohnerin immer wieder die Schuhe tauscht, weil ihr die „vernünftigen" Schuhe nicht gefallen. Bei einer eher oberflächlichen Evaluation würde das „geeignete Schuhwerk" als Maßnahme bestehen bleiben. Bei einer ernstgemeinten Überprüfung würde die Pflegekraft zunächst das Problem der Sturzgefahr um den

Hang zu schicken Schuhen ergänzen und entsprechend die Maßnahmen im Sinne der Bewohnerin einleiten – in diesem Beispiel wäre das der gemeinsame Einkauf von neuen Schuhen.

2. Das **Ziel Sturzfreiheit** würde anhand der vorgekommenen Stürze gemessen, d. h. ist die Bewohnerin im untersuchten Zeitraum 2-mal gestürzt, ist das Ziel nicht erreicht. Entsprechend sollte die Fachkraft ein Ziel formulieren, dessen Erreichung die Bewohnerin schützt und das mit dieser und ggf. dem Betreuer / den Angehörigen abgesprochen ist, *z. B. weitgehende Sturzfreiheit (höchstens 2-mal in den nächsten Monaten), Sturzfolgen sind verringert.*

Hinweis: Bei Überschreitung der genannten Sturzhäufigkeit müssen dieses Ziel und die Maßnahmen sofort angeglichen werden, da mit dem 3. Sturz klar ist, dass das Ziel nicht erreicht wurde und die Gefährdung höher ist, als dies von den Beteiligten zuvor als tolerabel angesehen wurde.

Mit dieser Checkliste führen Ihre Mitarbeiter die Evaluation strukturiert durch

Bei einer gelungenen Evaluation müssen Ihre Mitarbeiter so viele verschiedene Kriterien berücksichtigen, dass leicht die Gefahr besteht, den Überblick zu verlieren. Mit der folgenden Checkliste arbeitet die Bezugspflegekraft alle relevanten Kriterien nacheinander zeitsparend ab.

Muster: Anlage-Checkliste zur Evaluation des Pflegeprozesses (1/2)

	✓
Sie haben den Pflegebericht rückwirkend bis zu letzten Evaluation gelesen.	❑
Ihre Kollegen sind über die anstehende Überprüfung der Pflegeplanung informiert, damit diese Gelegenheit haben, Hinweise zu ergänzen.	❑
Sind haben unvorhergesehene Ereignisse oder Komplikationen in der Rückschau ausgewertet und im Pflegeprozess berücksichtigt. (Beispiel: mehrere Atemwegsinfekte in der Vergangenheit. Veränderung der Pneumonieprophylaxe)	❑
Sie haben relevante Informationen aus dem Pflegebericht in die Biografie und Informationssammlung übertragen.	❑
Sie haben überprüft, ob alle Formulare noch aktuell in der Dokumentation mitgeführt werden müssen, z. B. Wunddokumentation, Ernährungsplan, Schmerzerfassung etc.	❑

Muster: Anlage-Checkliste zur Evaluation des Pflegeprozesses (2/2)

	✓
Nach Ihrer Überprüfung ist das Medikamentenblatt aktuell, z. B. nicht mehr benötigte Bedarfsmedikationen oder behandlungspflegerische Maßnahmen haben Sie vom Arzt absetzen lassen, korrekte Applikationsformen, Dosierungen etc.	❑
Sie haben die eingesetzten Risikoskalen, z. B. Sturz, Dekubitus, Ernährung ausgewertet und Ihre Risikoeinschätzung überprüft.	❑
Sie haben überprüft, ob Ihr Bewohner die benannten Pflegeziele erreicht hat, falls nicht, haben Sie diese mit dem Bewohner gemeinsam abgeändert oder die Maßnahmen angepasst.	❑
Sie haben Pflegeziele nach den SMART-Kriterien ausgerichtet. Hinweis: S = spezifisch, präzise, genau formuliert, M = messbar, A = angemessen in Aufwand und unter Berücksichtigung der Individualität, R = realistisch, erreichbar, T = terminiert, d. h., Sie haben einen Zeitpunkt benannt, bis wann das Ziel erreicht sein soll. (Ausnahme Erhaltungsziele)	❑
Das Evaluationsgespräch fand mit Ihrem Bewohner und / oder Betreuer statt.	❑
Sie haben im Berichtsblatt oder vorgesehenen Formular die Evaluation mit den relevanten Aspekten dokumentiert und dargelegt, welche Ziele erreicht wurden und welche nicht.	❑
Die haben Kollegen über die Änderungen in der Pflegeplanung informiert und fachlich begründete Hinweise berücksichtigt.	❑

Durch den Pflegebericht leisten alle Mitarbeiter einen Beitrag zur Erfolgskontrolle

Wenn alles normal nach Pflegeplanung verläuft, müssen Ihre Mitarbeiter dies nicht im Bericht aufführen. Entscheidend ist nur, dass sie Abweichungen, Besonderheiten und Prozesse dokumentieren. Die Eintragungen im Pflegebericht beziehen sich hierbei auf veränderte Probleme, Bedürfnisse und Fähigkeiten Ihrer Bewohner. Ihre Mitarbeiter beschreiben das Befinden Ihres Bewohners im Pflegebericht.

Beispiele für relevante Eintragungen:

*Als **Erhaltungsziel*** ist benannt: Bewohnerin kann sich weiterhin den Oberkörper waschen.

*Die **Maßnahme***: verbale Erinnerung und Aufforderung zum selbstständigen Waschen des Oberkörpers

Besonderheiten / Abweichungen vom Pflegeplan:
„Bewohnerin musste wegen des Arzttermins eine Stunde früher geweckt werden. Sie schlief während der Körperpflege immer wieder ein, daher Vollübernahme."

Beschreibung von Prozessen auf dem Weg zur Zielerreichung:
*Als **Ziel*** ist benannt: Bewohner läuft bis zum (Datum) eine Strecke von 10 m mit seinem Rollator in Begleitung ohne Unterstützung
*Als **Maßnahme*** steht in der Pflegeplanung: **Woche 1** gehen von 5 m mit Rollator und Unterstützung am Arm einer Pflegekraft (PK), 2. PK schiebt Rollstuhl zur Sicherung hinterher. **Woche 2** wie 1. Woche, Strecke steigern auf 10, **Woche 3** wie Woche 2, PK hält den Bewohner nur noch bei Unsicherheiten fest. **Woche 4** wie zuvor, Unterstützung erfolgt nur noch durch Hinterherschieben des Rollstuhls.
Der zugehörige Prozess muss alle 1–2 Tage berichtet werden: „Bewohner ging heute gleichmäßig und flüssig, Strecke von 5 m wurde deutlich verlängert" oder „Bewohner erreichte Strecke von 5 m nur mit Mühe, starker Rechtdrall musste immer wieder ausgeglichen werden."

Eine sorgfältige Evaluation ist entscheidend für die Qualität Ihrer Pflegeprozesse. Legen Sie daher auf die Erfolgskontrolle ebenso viel Wert wie auf die übrigen Schritte im Pflegeprozess.

2 Der Pflegebericht - Die Visitenkarte für Ihre geplante Pflege

2.1 Veränderte Probleme, Fähigkeiten und Bedürfnisse gehören in den Pflegebericht

Durch den Pflegebericht leisten idealerweise alle Kollegen einen Beitrag zur Pflegeplanung. Wenn alles normal nach Plan verläuft, müssen außer dem Durchführungsnachweis keine gesonderten Einträge erfolgen. Abweichungen, Besonderheiten und Verläufe (z. B. wenn ein Pflegekunde täglich mehr zur Selbstständigkeit gelangt) stellen hingegen notwendige Informationen zum Pflegeprozess dar. Die Eintragungen im Pflegebericht beziehen sich hierbei auf veränderte Probleme, Bedürfnisse und Fähigkeiten Ihrer Bewohner / Pflegekunden.

Beispiele für relevante Eintragungen:
Beispiel 1: Als **Erhaltungsziel** haben Sie festgelegt: Bew. / Pat. kann sich weiterhin den Oberkörper waschen.
Maßnahme: verbale Erinnerung und Aufforderung zum selbstständigen Waschen des Oberkörpers
Eintragung in den Pflegebericht bei Besonderheiten / Abweichungen vom Pflegeplan: „Bew. / Pat. musste wegen des Arzttermins eine Stunde früher geweckt werden. Sie schlief während der Körperpflege immer wieder ein, daher Vollübernahme."

Beispiel 2: Als **Rehabilitationsziel** haben Sie festgelegt: Bew. / Pat. läuft bis zum (Datum) eine Strecke von 10 m mit seinem Rollator in Begleitung ohne Unterstützung
Maßnahme: Woche 1 gehen von 5 m mit Rollator und Unterstützung am Arm einer Pflegekraft (PK), 2. PK schiebt Rollstuhl zur Sicherung hinterher. **Woche 2** wie 1. Woche, Strecke steigern auf 10 m, **Woche 3** wie Woche 2, PK hält den Bew. / Pat. nur noch bei Unsicherheiten fest. **Woche 4** wie zuvor, Unterstützung erfolgt nur noch durch Hinterherschieben des Rollstuhls.

Eintragungen in den Pflegebericht: Beschreiben Sie den Verlauf alle 1–2 Tage: „Bew. / Pat. ging heute gleichmäßig und flüssig, Strecke von 5 m wurde deutlich verlängert" oder „Pflegekunde erreichte Strecke von 5 m nur mit Mühe, starker Rechtdrall musste immer wieder ausgeglichen werden."

2.2 Die Erfolgskontrolle hält Ihren Pflegeprozess lebendig und praxisnah

Um zu überprüfen, ob eine Pflegeplanung noch aktuell ist und ob Sie und Ihre Kollegen mit Ihrem Pflegekunden gemeinsam gesetzte Ziele erreichen konnten, ist eine sorgfältige Auswertung / Evaluation unerlässlich. Sie ist entscheidend für die Qualität Ihrer Pflegeprozesse. Legen Sie daher auf die Erfolgskontrolle ebenso viel Wert wie auf die übrigen Schritte im Pflegeprozess. Eine sorgfältig fortgeführte Evaluation hält Ihre Pflegeplanung aktuell und lebendig. Hierdurch sparen Sie **Zeit**, weil Sie sie nicht ständig komplett erneuern müssen.

Die Erfolgskontrolle ist Ihre Aufgabe als zuständige Bezugspflegefachkraft

Überprüfen Sie, ob die geplanten Maßnahmen zum Ziel geführt haben, und passen Sie die Pflegeplanung ggf. den aktuellen Erfordernissen an. Mit Eintragungen wie z. B. „Bewohner fühlt sich wohl – keine Veränderungen" endet der Pflegeprozess und die **Realität** entfernt sich immer weiter von der Pflegeplanung.

Eine sorgfältig durchgeführte Evaluation ist nicht nur eine lästige Pflicht, sondern hilft Ihnen, Ihre eigene Arbeit zu bewerten. Unkonkrete Ziele oder nicht zielführende Maßnahmen erkennen Sie sofort und setzen sie nicht weiter fort.

Beispiel:
Sie haben in Ihrer Pflegeplanung das Ziel **Sturzfreiheit** benannt. Als Maßnahmen steht in der Pflegeplanung „sicheres Schuhwerk und erinnern an Rollator". Bei einer oberflächlichen Evaluation würden Sie Ziel und Maßnahmen weiterführen. Ihr Bewohner / Patient ist immer noch sturzgefährdet und die Maßnahmen passen zum Ziel. Bei einer genaueren Evaluation stellen Sie fest, dass Ihr Pflegekunde in den letzten 4 Wochen 7-mal gestürzt ist, obwohl er geeignete Schuhe anhatte. Außerdem vergisst er seinen Rollator grundsätzlich, wenn er sich allein fortbewegt.

Aufgrund Ihrer Evaluation verändert sich das **Ziel**: z. B. Minderung der Stürze auf höchstens 3 im Monat (immer in Absprache mit Bew. / Pat. oder Betreuer/Bevollmächtigtem), Sturzfolgen sind vermieden, verbessertes Gleichgewicht und Muskelkraft.
Neue **Maßnahmen** sind u. a. die Anschaffung von Hüftprotektoren oder Krankengymnastik, Gymnastik zur Sturzprophylaxe.

Berücksichtigen Sie diese Grundsätze in der Evaluation

Alle Pflegenden bringen sich durch Eintragungen in den Pflegeprozess ein. Sie als zuständige Bezugspflegefachkraft bündeln diese Berichte und übertragen sie in die entsprechenden Formblätter, z. B. Pflegeanamnese, Biografie oder ändern gleich die Pflegeplanung. Auf diese Weise arbeiten alle Mitarbeiter kontinuierlich am gleichen Prozess mit.

Diese Prüfungsintervalle sind sinnvoll:

- Nach Heimaufnahme im 1–3 Monat 1-mal pro Monat, danach alle 2–3 Monate
- Rehabilitationsziele werden individuell mit einem Datum versehen und in der Regel in kürzeren Zeitabständen evaluiert
- Bei Erhaltungszielen können Sie den Zeitraum länger wählen
- Immer direkt nach Krankenhausaufenthalten
- Bei Verbesserung oder Verschlechterung des Gesundheitszustandes

Die kontinuierliche Beurteilung einzelner Pflegemaßnahmen müssen Sie unabhängig von diesen Intervallen durchführen, z. B. die Hautbeobachtung bei dekubitusgefährdeten Pflegekunden erfolgt weiterhin nach jedem Lagewechsel. Es versteht sich von selbst, dass Sie notwendige Veränderungen (wie z. B. Veränderung des Lagerungsintervalls) sofort umsetzen.

Mit dieser Checkliste führen Sie die Evaluation strukturiert durch

Bei der Evaluation müssen Sie zahlreiche Kriterien berücksichtigen. Die folgende Checkliste hilft Ihnen, Ihre Evaluation strukturiert durchzuführen.

Muster: Anlage-Checkliste zur Evaluation des Pflegeprozesses (1/3)

	✓
Sie haben den Pflegebericht rückwirkend bis zur letzten Evaluation gelesen.	❑
Ihre Kollegen sind über die anstehende Überprüfung der Pflegeplanung informiert, damit diese Gelegenheit haben, Hinweise zu ergänzen.	❑
Sind haben unvorhergesehene Ereignisse oder Komplikationen in der Rückschau ausgewertet und im Pflegeprozess berücksichtigt. (Beispiel: mehrere Atemwegsinfekte in der Vergangenheit. Veränderung der Pneumonieprophylaxe)	❑

Muster: Anlage-Checkliste zur Evaluation des Pflegeprozesses (2/3)

	✓
Sie haben relevante Informationen aus dem Pflegebericht in die Biografie und Informationssammlung übertragen.	❑
Sie haben überprüft, ob alle Formulare noch aktuell in der Dokumentation mitgeführt werden müssen, z. B. Wunddokumentation, Ernährungsplan, Schmerzerfassung etc.	❑
Nach Ihrer Überprüfung ist das Medikamentenblatt aktuell, z. B. nicht mehr benötigte Bedarfsmedikationen oder behandlungspflegerische Maßnahmen haben Sie vom Arzt absetzen lassen, die Applikationsformen und Dosierungen sind korrekt etc.	❑
Sie haben alle pflegerelevanten Risiken erfasst und bearbeitet bzw. Ihren Pflegekunden dazu beraten:	
• Schmerz	❑
• Kontrakturen	❑
• Dekubitus	❑
• Intertrigo	❑
• Sturz	❑
• Isolation	❑
• Dehydratation	❑
• Mangelernährung	❑
• Pneumonie	❑
• Soor und Parotitis	❑
Hinweis: Falls kein Risiko besteht, müssen Sie dennoch erfassen, wie Sie überprüft haben, ob ein Risiko besteht oder nicht.	
Sie haben die eingesetzten Risikoskalen, z. B. Sturz, Dekubitus, Ernährung ausgewertet und Ihre Risikoeinschätzung überprüft.	❑
Sie haben überprüft, ob Ihr Bewohner die benannten Pflegeziele erreicht hat. Falls nicht, haben Sie diese mit dem Bewohner gemeinsam abgeändert oder die Maßnahmen angepasst.	❑
Sie haben Pflegeziele nach den SMART-Kriterien ausgerichtet. **Hinweis:** S = spezifisch, präzise, genau formuliert, M = messbar, A = angemessen in Aufwand und unter Berücksichtigung der Individualität, R = realistisch, erreichbar, T = terminiert, d. h., Sie haben einen Zeitpunkt benannt, bis wann das Ziel erreicht sein soll. (Ausnahme Erhaltungsziele)	❑
Das Evaluationsgespräch fand mit Ihrem Bewohner und / oder seinem Betreuer statt.	❑

Muster: Anlage-Checkliste zur Evaluation des Pflegeprozesses (3/3)	✓
Sie haben das Wohlbefinden Ihres Pflegekunden (speziell bei Demenz) in Ihrer Pflegeplanung und regelmäßig im Pflegebericht erfasst.	❑
Sie haben die Zufriedenheit Ihres Pflegekunden erfragt bzw. eingeschätzt, wenn er sich selbst dazu nicht mehr äußern kann.	❑
Sie haben im Berichtsblatt oder vorgesehenen Formular die Evaluation mit den relevanten Aspekten dokumentiert und dargelegt, welche Ziele erreicht wurden und welche nicht.	❑
Sie haben Kollegen über die Änderungen in der Pflegeplanung informiert und fachlich begründete Hinweise berücksichtigt.	❑

2.3 Schritt-für-Schritt-Anleitung für die Kasacktasche: So bringen Sie Ihre Pflegeplanung zu Papier

Mit den folgenden **5 Schritten** schreiben Sie Ihre Pflegeplanung schnell und effektiv.

1. Schritt: Falten Sie ein leeres DIN-A4-Blatt in der Mitte, und schreiben Sie auf die linke **Seite** zunächst untereinander alle Ressourcen, Fähigkeiten und Pflegeprobleme auf, die Ihnen spontan einfallen. Falten Sie das Blatt auf, und notieren Sie auf der rechten Seite, welche AEDLs betroffen sind.
2. Schritt: Zeichnen Sie mit Pfeilen Zusammenhänge zwischen einzelnen Pflegeproblemen auf Ihrem Blatt ein.
3. Schritt: Überprüfen Sie alle individuellen Risiken, notieren Sie, worin das Risiko besteht.
4. Schritt: Tragen Sie die Ressourcen und Pflegeprobleme bzw. Risiken in einer sinnvollen Reihenfolge in das vorgesehene Formular ein. Fassen Sie hierbei die AEDLs unter Berücksichtigung der Vereinbarungen in Ihrer Einrichtung.
5. Schritt: Formulieren Sie nun die Pflegeziele für Ihren Pflegekunden und erst anschließend die Maßnahmen.

Hinweis: Fragen Sie zwischen den einzelnen Schritten bei Ihrem Pflegekunden, Betreuer bzw. den Angehörigen oder Kollegen nach, wenn Sie sich bezüglich der Problem-, Ziel- oder Maßnahmendefinition unsicher sind.

2.4 Eintragungen in die Pflegedokumentation - Konzentrieren Sie sich auf das Wesentliche

Möglicherweise teilen Sie die Einschätzung vieler Mitarbeiter, die beklagen, dass die Dokumentation immer zeitaufwändiger wird und Ihren Bewohnern wertvolle Betreuungszeit nimmt.

Die schlechte Nachricht: Pflegekräfte haben die Pflicht, den Pflegeprozess und das Wohlbefinden Ihrer Bewohner lückenlos auf dem Papier abzubilden.

Die gute Nachricht: Durch geschickte Nutzung Ihres Dokumentationssystems und klare Vorgaben können Sie effektiver und zeitsparender dokumentieren. Die Kunst besteht darin, Notwendiges von Überflüssigem zu unterscheiden.

Nutzen Sie daher das **folgende Muster und die Erläuterungen als Merkblatt**. So haben Sie immer vor Augen, wie Sie beim Dokumentieren sinnvoll mit Ihren Zeitressourcen umgehen.

Muster: Merkblatt zur effektiven Dokumentation

Hiermit sparen Sie Zeit ...	... um sie hierfür einzusetzen
1. Vermeiden Sie Doppeldokumentation. 2. Vermeiden Sie unklare oder nutzlose Aussagen. 3. Formulieren Sie so knapp wie möglich.	4. Formulieren Sie treffend und genau ohne zu bewerten. 5. Führen Sie Ihre Dokumentation prozessbeschreibend.

1. Vermeiden Sie Doppeldokumentation

Wenn eine Information an einer Stelle Ihrer Dokumentation steht, muss sie nicht mehrmals an verschiedenen Stellen wiederholt werden:

Beispiele:

- Durchführungskontrolle: Alle Maßnahmen, die Sie in der **Pflegeplanung** beschrieben haben, können Sie in ihrer **Gesamtheit abzeichnen**. Maßnahmen der Behandlungspflege müssen einzeln abgezeichnet werden.
- Berichtsblatt: Hier haben Äußerungen zu Stuhlgang, Duschen, Baden **nichts zu suchen**, außer es gibt Besonderheiten.
- Ein Klistier, das regelmäßig gegeben wird, sollte nicht **extra** eingetragen werden. Ein Klistier bei Bedarf hingegen müssen Sie mit der dazugehörenden Begründung eintragen. Im Anschluss ist ein Eintrag zur Wirkweise zwingend.
- Wenn Sie die Nahrungs- und Flüssigkeitszufuhr eines Bewohners planen und nachhalten müssen, **laminieren** Sie den Plan, auf dem steht, was der Bewohner am Tag

zu welchen Uhrzeiten essen und trinken soll. Bewahren Sie diesen beim Einfuhrplan **bewohner- bzw. patientennah** auf. So wird er im Alltag beachtet.
- Bei manchen Eintragungen fällt es schwer zu entscheiden, in **welches Blatt** die Information hineingehört, damit sie nicht verloren geht. Schaffen Sie eine **einheitliche** Regelung für das ganze Haus.

2. Tragen Sie unklare oder sinnlose Aussagen erst gar nicht ein

Beispiele:
- **Bewohner hat gut gegessen und getrunken.** Das ist wohl das bekannteste Beispiel und trotzdem finden Sie es immer wieder in den Dokumentationen. Was ist damit gemeint? Hat der Bewohner seine Solltrinkmenge erreicht? Hat er mit Appetit gegessen, weil es etwas Besonderes gab?
- **Bewohner war aggressiv:** Diese Eintragung sagt nichts aus, sondern stellt eine Bewertung des Verhaltens dar. Beschreiben Sie besser die Situation: *„Beim Betreten des Zimmers warf Bew. einen Schuh nach mir und sagte laut: ‚Gehen Sie weg!'"*
- **Bewohner war unruhig:** Wie hat sich die Unruhe geäußert?
- **Bewohner hat gut beim Waschen geholfen:** Was hat der Bewohner gemacht? Hat er die Pflege zugelassen oder aktiv mitgewirkt?

3. Formulieren Sie so knapp wie möglich

Genau zu dokumentieren und zu beschreiben bedeutet nicht, ausformulierte lange Eintragungen vorzunehmen. Bedenken Sie immer, dass das, was Sie schreiben, ein anderer lesen muss. Formulieren Sie daher Ihre Eintragungen immer in Stichworten ohne Füllwörter.

Machen Sie hierzu regelmäßig folgende Übung

Kopieren Sie sich ein Berichtsblatt. Lesen Sie die Eintragungen aufmerksam. Suchen Sie einzelne Eintragungen heraus – am besten Ihre eigenen –, und streichen Sie alle Wörter, die **keine Informationen** liefern. Wenn Sie nichts mehr streichen können, ist es Ihnen gelungen, die **optimale** Eintragung zu schreiben.
In der Maßnahmenplanung der Pflegeplanung müssen Sie nicht alles genau beschreiben. Dokumentieren Sie nur das, was sich nicht von selbst ergibt.
Beispiele:
- „Ganzkörperwäsche am Waschbecken im Stehen" reicht als Beschreibung der Pflegemaßnahme aus.

Aber:
- „Anleitung bei der Oberkörperpflege" ist **nicht aussagekräftig** genug. Der Leser weiß nicht, ob es sich um eine verbale Anleitung handelt oder ob die Handlung vorge-

geben werden muss. Dies beeinflusst auch die Berechnung bei der Einstufung in eine Pflegestufe.

- Das „Bereitstellen von Pflegeutensilien" steht oft in Maßnahmenplanungen. **Streichen** Sie es. Diese Handlung versteht sich von selbst. Sie muss **nur dann** beschrieben werden, wenn eine bestimmte **Reihenfolge** – z. B. bei sehbehinderten Bewohnern – eingehalten werden muss.

4. Formulieren Sie treffend und genau ohne zu bewerten

Nehmen Sie Ihre Eintragungen immer so vor, dass der Bewohner und seine Bevollmächtigten es im Zweifelsfall lesen können. Bewerten Sie das Verhalten des Bewohners nicht. Eintragungen wie: *„Frau AB wurde sauer."* oder: *„Frau CD beschwert sich ständig und ist unzufrieden."* oder: *„Frau EF klingelt ständig."* sind Bewertungen des Bewohnerverhaltens. Beschreiben Sie die zugehörige Situation in Stichworten.

Beispiel:
Anstelle von *„EF klingelt ständig."* schreiben Sie **besser**: *„Bew. klingelte von 16.00 bis 18.00 Uhr ca. 12-mal: 1 Toilettengang, 2-mal Getränk nachschenken, 1-mal Fenster öffnen, ansonsten gab Bew. an, nicht geklingelt zu haben."*

5. Führen Sie Ihre Dokumentation prozessbeschreibend

Wenn die Einzugsphase erst einmal vorbei ist, ist der Zustand des Bewohners oft **lange Zeit gleichbleibend**. Sie müssen nicht täglich einen Zustand dokumentieren, der sich nicht verändert. Haben Sie die Pflegeplanung etwa 2 Wochen nach Einzug erstellt, reichen regelmäßige **Zusammenfassungen** im Berichtsblatt aus, z. B.: „Durchführung von Pflege und Betreuung nach Pflegeplanung – keine Änderungen. Bew. verhielt sich, wie in der Informationssammlung beschrieben. Äußerte Wohlbefinden durch: ..."

Alle **Notfälle, Abweichungen** und **Besonderheiten** im Pflegeablauf müssen Sie dagegen exakt dokumentieren. Achten Sie dabei immer darauf, den Prozess zu beschreiben:

- Was ist geschehen? Was haben Sie beobachtet?
- Was äußert der Bewohner dazu? (Verbal oder nonverbal)
- Was haben Sie unternommen?
- Wie hat Ihre Maßnahme gewirkt?
- Wie geht es weiter?

2.5 Übersicht: Beispiele für wertfreie Formulierungen im Pflegebericht

Beobachtete Situation	Gängige Formulierung	Wertfreie Formulierung
Ein Bewohner lehnt es ab, sich waschen zu lassen und die Kleider zu wechseln. Überredungsversuchen begegnet er erbost. Er benutzt Worte wie Sau, Kuh usw.	Bewohner beleidigt mich und verweigert die Pflege. Habe die Pflege daher nicht durchgeführt.	Bewohner hat Körperpflege und Kleiderwechsel abgelehnt. Er äußerte großen Ärger über die Pflegekräfte, nannte aber keine konkreten Sachverhalte. Wenn er die Grundpflege bis Donnerstag weiterhin ablehnt, sollte ein Gespräch über seine Beweggründe geführt werden.
Ein Bewohner wird wütend und wirft der Pflegekraft einen Gegenstand hinterher.	Bewohner war aggressiv.	Bewohner warf um 13:11 Uhr ohne erkennbaren Anlass eine Blumenvase nach der Pflegekraft.
Ein Bewohner stürzt zum wiederholten Mal über eine Teppichkante in seinem Zimmer.	Bewohner ist schon wieder gefallen.	Bewohner ist um 11:25 Uhr gestürzt, siehe Sturzprotokoll. Hausarzt kommt gegen 14 Uhr.
Das Geschwür (Ulcus) eines Bewohners verschlechtert sich immer weiter.	Die Wunde am rechten Unterschenkel ist noch größer geworden.	Das Ulcus hat sich verschlechtert, siehe Wunddokumentation.
Ein Bewohner freut sich auf den Besuch seiner Tochter.	Bewohner ist euphorisch, weil seine Tochter heute Nachmittag kommt.	Bewohner ist in freudiger Stimmung, weil er am Nachmittag den Besuch seiner Tochter erwartet.
Ein demenzerkrankter Bewohner läuft während einer längeren Zeit immer wieder den Flur auf und ab.	Bewohner läuft schon wieder ständig über den Flur und will sich nicht setzen.	Bewohner ging heute Morgen seit dem Frühstück ohne Pause auf dem Wohnbereich umher. Er hatte hierbei einen angespannten Gesichtsausdruck. Beim Mittagessen blieb er für 3 Minuten sitzen. Danach ging er weiter. Körperhaltung und Gesichtsausdruck wirkten zunehmend angespannter.
Ein demenzerkrankter Bewohner fragt eine Pflegekraft mehrfach hintereinander nach der Uhrzeit.	Bewohner ist unruhig und fragt ständig nach der Uhrzeit.	Bewohner fragt wiederholt nach der Uhrzeit und vergisst die Antwort sofort wieder.

2.6 So schaffen Sie den Schritt zum aussagekräftigen Pflegebericht einfach und schnell

Kommt Ihnen die folgende Situation bekannt vor?

Eine Bewohnerin / Patientin hat plötzlich Schmerzen im Arm. Die Altenpflegerin Frau Holbe erinnert sich an eine ähnliche Situation vor 1–2 Wochen. Nun sucht sie die entsprechenden Eintragungen im Verlaufsbericht und liest dazu das ganze Blatt durch. Entnervt stellt sie fest, dass mindestens **10-mal** *„hatte Stuhlgang“* oder *„wurde geduscht“* zu lesen ist. Ansonsten findet sie: *„Pat. war mit der Tochter beim Arzt“*, *„Pat. ist heute wieder sehr ungeduldig und frech“*, *„Pat. hat schlecht gegessen.“* Schließlich liest sie die gesuchte Information: *„Pat. hat Schmerzen“* und im Eintrag 2 Tage später: *„Pat. sagt, der Arm tut ihr weh.“* In einem Eintrag nach weiteren 3 Tagen entdeckt sie: *„Pat. hat rückläufige Hämatome am Arm.“*

Natürlich besteht diese Schilderung aus einer **überspitzten Aneinanderreihung** von Dokumentationsfehlern. In abgeschwächter Form sind solche Eintragungen im täglichen Arbeitsleben jedoch an der Tagesordnung. Diese Art, mit dem Pflegeverlaufsbericht umzugehen, kann mitunter weitreichende Konsequenzen haben:

- Die oben stehende Sequenz zu den Eintragungen zu Schmerzen ist **Beweis für Unfachlichkeit**. Entwickeln Sie die Situation einmal gedanklich weiter: Frau Holbe bemerkt nicht nur die Schmerzen im Arm, sondern auch noch eine Schwellung. Sie schickt die Patientin zum Röntgen und die Diagnose lautet: „2 Wochen alter Bruch“. Stellen Sie sich nun vor, der Betreuer oder Bevollmächtigte möchte die Akte einsehen und liest die oben stehenden Eintragungen.
- Die Pflegekundin erhält keine sichere Pflege. Sie wird ohne eine relevante Informationsweitergabe gepflegt.
- Die wirklich **wichtigen Botschaften** hinter den Eintragungen sind **nicht erkennbar**.

Beispiele:
- *„Pat. hat schlecht gegessen“* kann ein Hinweis darauf sein, dass sie mit der schmerzenden Hand nicht essen konnte.
- Die Schilderung von Ungeduld und Frechheit könnte mit der folgenden Formulierung auch auf das Verhalten bei Schmerzen hindeuten: *„Pat. schlug nach Pflegekraft beim Entkleiden des rechten Arms. Sie lehnte ab, das Gesicht selbst zu waschen mit der Begründung: ‚Du bist ja nur zu faul, mach du das und beeil dich gefälligst.‘“*

Diese 5 Regeln helfen bei der Dokumentation

Im Folgenden finden Sie die 5 wichtigsten Regeln für Ihre Eintragungen im Berichtsblatt. Sie als Fachkraft sind darauf angewiesen, dass die Pflegeberichte stimmen. Sonst können Sie keine geeigneten Maßnahmen planen. Erinnern Sie auch die Pflegehelfer in Ihrem Team daran.

1. Regel: Formulieren Sie treffend und genau ohne zu bewerten

Tragen Sie immer so ein, dass der Pflegekunde und seine Bevollmächtigten es im Zweifelsfall lesen können. Bewerten Sie das Verhalten des Bewohners nicht. Eintragungen wie: *„Frau A. wurde sauer“* oder *„Frau B. beschwert sich ständig und ist unzufrieden“*, *„Frau C. klingelt ständig“* oder *„Frau D. jammert heute viel und ist weinerlich“* bewerten das Verhalten.

Beschreiben Sie die zugehörige Situation in Stichworten.

Beispiele: Anstelle von *„Frau C. klingelt ständig“* schreiben Sie **besser**: *„Bew. klingelte von 16.00 bis 18.00 Uhr ca. 12-mal: 1 Toilettengang, 2-mal Getränk nachschenken, 1-mal Fenster öffnen, ansonsten gab Bew. an, nicht geklingelt zu haben.“*
Formulieren Sie anstelle von *„Frau D. jammert heute viel und ist weinerlich“*: *„Frau D. begrüßt Pflegekraft des ambulanten Dienstes mit Tränen in den Augen, äußert Angst, kann nicht sagen, wovor. Nach erfolgter Grundpflege sagt sie mehrmals: ‚Bitte fahren Sie noch nicht, bleiben Sie doch hier.‘“*

2. Regel: Tragen Sie nicht nur die Besonderheiten ein, sondern auch Ihre Reaktionen darauf

In besonderen Situationen müssen Sie handeln. Diese Handlung gilt nur als erbracht, wenn Sie diese auch dokumentieren. An das letzte Beispiel anknüpfend: Dokumentieren Sie Ihre Maßnahmen, z. B. „RR gemessen, 120 / 60, vor Verlassen der Wohnung Tochter angerufen. Diese sichert zu, sich um ihre Mutter zu kümmern.“

3. Regel: Achten Sie auf einen kontinuierlichen Pflegebericht

Es muss erkennbar sein, dass der Folgedienst die Informationen der vorangegangenen Schicht liest und darauf reagiert. Ebenso muss deutlich sein, dass Sie Prozesse nach dem Schema „Vorfall – Handlung – Ergebnis“ bis zum Ende dokumentieren.
Beispiele: Im Pflegebericht der morgens so verängstigten Frau D. muss abends eine Eintragung erfolgen, auch wenn alles in Ordnung ist: *„Frau D. entspannt vor dem Fernseher sitzend angetroffen. An ihre Ängste kann sie sich nicht erinnern, sagt: ‚Da habe ich wohl schlecht geträumt.‘“*

Regeln 2 und 3 werden auch im Eingangsbeispiel deutlich: Natürlich hätte auf die 1. Schmerzäußerung sofort eine Reaktion beschrieben werden müssen und pro Schicht eine Eintragung bis zum Abklingen der Schmerzen. Ebenso fehlt eine erkennbare Reaktion.

4. Regel: Formulieren Sie so knapp wie möglich

Um genau zu dokumentieren, müssen Sie keine ellenlangen ausformulierten Romane schreiben:
1. haben Sie gar nicht so viel Zeit, und 2. hat auch kein anderer die Zeit, das alles zu lesen. Formulieren Sie daher Ihre Eintragungen immer in Stichworten ohne Füllwörter.

So bringen Sie sich knappe Formulierungen selbst bei:

1. Kopieren Sie sich ein Berichtsblatt.
2. Lesen Sie die Eintragungen aufmerksam.
3. Suchen Sie einzelne Eintragungen heraus – am besten Ihre eigenen –, und streichen Sie alle Wörter, die keine Informationen liefern.
4. Wenn Sie nichts mehr streichen können, ist es Ihnen gelungen, die optimale Eintragung zu schreiben.

5. Regel: Tragen Sie unklare oder sinnlose Aussagen erst gar nicht ein

Hiermit sind Eintragungen gemeint, die keinerlei Aussagekraft haben und somit keine Informationen bieten.

Beispiele:

- **Bewohner / Patient hat gut gegessen und getrunken:** Das ist wohl das bekannteste Beispiel und trotzdem finden Sie es in jeder Dokumentation. Was ist damit gemeint? Hat der Bewohner seine Solltrinkmenge erreicht? Hat er mit Appetit gegessen, weil es etwas Besonderes gab?
- **Bewohner / Patient war aggressiv:** Diese Eintragung sagt nichts aus, sondern stellt eine Bewertung des Verhaltens dar. Beschreiben Sie besser die Situation: *„Beim Betreten des Zimmers warf Bew. einen Schuh nach mir und sagte laut: ‚Gehen Sie weg.'"*
- **Bewohner / Patient war unruhig:** Wie hat sich die Unruhe geäußert? Z. B.: Bew. lief in der Wohnung umher und verließ während der Grundpflege 3-mal das Badezimmer.
- **Bewohner / Patient hatte Stuhlgang:** Diese Aussage gehört nicht in den Pflegebericht. Hierzu ist das Hygieneblatt da.

- **Bewohner / Patient hat gut beim Waschen geholfen:** Was hat der Bewohner gemacht? Hat er die Pflege zugelassen oder aktiv mitgewirkt? Oder hat er 3 andere Bewohner gepflegt?

Machen Sie im Team Werbung für diese 5 Regeln. Verdeutlichen Sie Ihren Kollegen, dass diese Art der Dokumentation nicht zeitaufwändiger ist als ihr bisheriges Vorgehen, da sie dafür auch viele (unnütze) Eintragungen weglassen, die keine Aussagekraft besitzen.

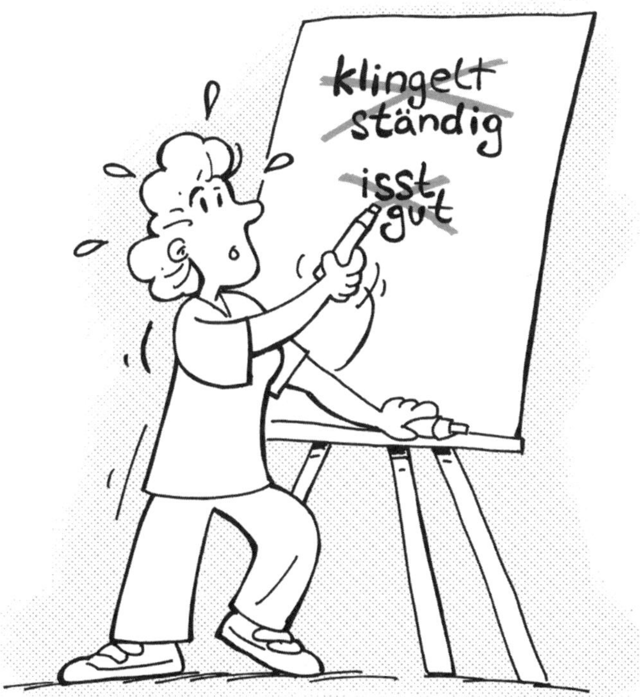

3 Praktische Umsetzungshilfen

3.1 Mit diesen 11 Tipps bleibt Pflegeplanung nicht länger ein Ärgernis für Sie

Schreiben Sie gerne Pflegeplanungen? Möglicherweise sind Sie ja auch der Meinung, dass die Zeit, die Sie mit lästigem Schreibkram verbringen, 100-mal besser direkt beim Bewohner / Patienten investiert wäre. Daher mag die folgende Aussage auch in Ihren Ohren etwas provokant klingen: **Im Grunde genommen macht Pflegeplanung sogar Spaß!** Pflegeplanung hat nämlich außer lästiger Schreiberei noch eine andere Seite: Durch eine geplante Pflege profitieren Ihre Bewohner / Patienten von Ihrem Fachwissen.

Selbsttest: Wie motiviert planen Sie Ihre Pflegemaßnahmen?

	Stimmt	Stimmt nicht
1. Pflegeplanung bedeutet für mich die sinnvolle Auseinandersetzung mit dem Bewohner / Patienten.	❑	❑
2. Bei der Pflegeplanung kann ich für den Bewohner / Patienten notwendige Maßnahmen strukturieren.	❑	❑
3. Meine Kollegen lesen und befolgen die Pflegeplanung.	❑	❑
4. Ich kann anhand der Pflegplanung genau festlegen, was der Bewohner / Patient noch erreichen kann oder will.	❑	❑
5. Das Formulieren von Ressourcen, Problemen, Pflegezielen fällt mir leicht.	❑	❑
6. Was das Thema „Pflegeplanung“ betrifft, fühle ich mich sicher.	❑	❑
7. Pflegeplanung ist für mich sinnvoll investierte Arbeitszeit.	❑	❑
8. Durch die Evaluation meiner Ziele erkenne ich Erfolge.	❑	❑
9. Ich habe ausreichend Zeit, um meine Pflegeplanungen zu aktualisieren.	❑	❑
10. Meine Kollegen erkennen den Sinn, wenn ich am Schreibtisch sitze und schreibe.	❑	❑
11. Durch die Pflegeplanung unterstütze ich meine Kollegen in ihrer fachlichen Arbeit.	❑	❑

Auswertung: Jede Frage, die Sie mit „Stimmt nicht“ beantworten, ist für Sie ein Motivationshemmer. In den folgenden Tipps erfahren Sie, wie Sie am besten mit jedem Einzelnen dieser Motivationshemmer umgehen.

Übersicht: Keine Lust auf Pflegeplanung? Versuchen Sie es mit diesen Tipps (1/2)

Motivationshemmer	Tipp
1 Sie betrachten Pflegeplanung als lästigen Zeitfresser, der Sie von den wirklich wichtigen Aufgaben fernhält?	**Ändern Sie Ihre Einstellung:** Schreiben Sie die Pflegeplanung nicht länger für den MDK und Ihre Vorgesetzten. Planen Sie die Pflege für Ihren Bewohner / Patienten.
2 Ihnen fällt es schwer, alles Wichtige zu erfassen und zu entscheiden, was wichtig ist?	**Erstellen Sie einen „Einkaufszettel“:** Notieren Sie sich alle Ressourcen, Pflegeprobleme und Risiken auf einem kleinen Notizzettel. Haken Sie sie ab, wenn Sie einen Aspekt in der Pflegeplanung bearbeitet haben.
3 Niemand liest die Pflegeplanungen und hält sich daran?	**Nehmen Sie Ihre eigene Pflegeplanung ernst:** Machen Sie deutlich, dass Sie von Ihren Kollegen die Umsetzung Ihrer Pflegeplanungen erwarten, so wie Sie selbst sie auch umsetzen. Erwähnen Sie Aspekte aus der Pflegeplanung in jeder Übergabe, so werden die Kollegen jeden Tag damit konfrontiert.
4 Sie sehen bei den meisten Bewohnern / Patienten keinen Sinn in der Zielsetzung, da sich ja sowieso alles verschlechtert?	**Versuchen Sie, Ihre Sichtweise zu ändern:** Setzen Sie einmal einen Tag lang die „Ressourcenbrille“ auf, und versuchen Sie, möglichst viele Ressourcen bei Ihrem Bewohner / Patienten zu entdecken, egal wie pflegebedürftig er ist.
5 Sie haben Schwierigkeiten, Ressourcen, Probleme, Ziele oder Maßnahmen zu formulieren?	**Holen Sie sich Unterstützung:** Sie sind nicht die einzige Pflegefachkraft in Ihrer Einrichtung: Fragen Sie Kollegen nach Formulierungen. Nutzen Sie Formulierungshilfen aus Fachbüchern oder aus unserem Fach-Informationsdienst.
6 Sie haben das Gefühl, nicht über genügend Kenntnisse im Bereich der Pflegeplanung zu verfügen?	**Schätzen Sie Ihre Fähigkeiten realistisch ein:** Trauen Sie sich zu fragen, wenn Sie etwas nicht verstehen. Holen Sie sich regelmäßig Rückmeldung von Vorgesetzten. Besuchen Sie eine Fortbildung zum Thema.
7 Sie betrachten Pflegeplanungszeit als Zeit, die Sie dem Bewohner / Patienten stehlen?	**Bleiben Sie realistisch:** Dokumentationen der Leistungen und Pflegeplanungen sind Bestandteil der pflegerischen Leistungen innerhalb der Pflegestufenberechnung. Außerdem profitiert Ihr Pflegekunde direkt von Ihrer gut geplanten Pflege.

Übersicht: Keine Lust auf Pflegeplanung? Versuchen Sie es mit diesen Tipps (2/2)

Motivationshemmer	Tipp
8 Wissen Sie bei der Evaluation nie so recht, was Sie schreiben sollen?	**Evaluieren Sie in den vorgesehenen Zeiträumen:** Dokumentieren Sie, welche Ziele der Bewohner / Patient erreicht hat und welche nicht. Ebenfalls müssen Sie die Zufriedenheit Ihrer Pflegekunden erfassen.
9 Sie haben nicht genügend Zeit für Pflegeplanung im täglichen Arbeitsablauf?	**Verhandeln Sie mit Ihren Vorgesetzten:** Bitten Sie um Zeitkorridore zur Erfüllung Ihrer Dokumentationsaufgabe.
10 Ihre Kollegen sind der Meinung, Sie halten sich zu lange am Schreibtisch auf, wenn Sie Pflegeplanungen schreiben?	**Gehen Sie mit gutem Gewissen an die Schreibarbeit:** Pflegeplanung gehört zu Ihren Aufgaben. Stellen Sie Ihre Pflegeplanungen im Team vor, so kann jeder sehen, woran Sie gearbeitet haben.
11 Ihre Kollegen möchten nicht nach Plan arbeiten und nichts hinzulernen?	**Sorgen Sie für eine fachlich korrekte Pflegeplanung:** Erklären Sie Sinn und Zweck der einzelnen Maßnahmen. Arbeiten Sie neue Kollegen und Auszubildende immer ein, indem Sie diese zuerst die Pflegeplanung lesen lassen.

Nehmen Sie sich selbst als Pflegefachkraft ernst. **Sie steuern** die Pflegeprozesse. Versuchen Sie daher einmal, den ein oder anderen der oben stehenden Tipps umzusetzen.

3.2 So gelingt Ihnen eine praxisnahe Pflegeplanung

Pflegeplanung macht eigentlich **Spaß**! Bei dieser Aussage fühlt sich wohl die Mehrzahl der Fachkräfte in der Altenpflege auf den Arm genommen. Für die meisten bedeutet Pflegeplanung einen lästigen Schreibkram, der vorgeschrieben ist und nichts mit der Praxis zu tun hat. Pflegeplanung hat aber noch eine andere Seite: Durch eine geplante Pflege profitieren Ihre Bewohner und Patienten von dem Fachwissen der Pflegefachkräfte. Ohne Pflegeplanung hingegen pflegt jeder Mitarbeiter sozusagen „aus dem Bauch heraus", wie er es gerade für richtig hält.

Beispiel: So verändert sich eine Pflegehandlung durch Planung (1/2)

Spontanes Handeln ohne Pflegeplanung

Situation / Problem	Ziel	Maßnahme
Frau Mayer gelangt beim 1. Versuch nicht von der liegenden in die sitzende Position. Sie hat Hilfebedarf. *Ressourcen spielen hier kaum eine Rolle, ebenso wenig vorhandene Fähigkeiten.*		Der Mitarbeiter nimmt den Hilfebedarf wahr. Er unterstützt die Bewohnerin so beim Aufstehen, wie er es für richtig hält.

Gezielte Pflegeintervention durch eine gute Pflegeplanung
Durch die individuelle Maßnahmenplanung kann jeder Mitarbeiter auf gleiche Weise bei der Bewohnerin arbeiten. Er ist nicht auf Erklärungen angewiesen, die mündlich hinzugefügt werden.

Probleme / Fähigkeiten Ressourcen*	Ziel	Maßnahme
Problem: Frau Mayer gelangt beim 1. Versuch nicht von der liegenden in die sitzende Position. **Fähigkeit:** Frau Mayer kann ihre Bauchmuskulatur anspannen und die Beine aus dem Bett heben.	**Teilziel 1:** Frau Mayer kann sich mit leichter Unterstützung selbst aus dem Bett aufrichten. **Teilziel 2:** Frau Mayer kann sich selbstständig aus dem Bett aufrichten. Hierzu soll sie höchstens 2 Versuche benötigen.	**Bis zum (Datum):** morgens und nach dem Mittagsschlaf Frau Mayer zum Aufstehen die Hand so entgegenstrecken, dass sie sie durch leichtes Aufrichten des Oberkörpers erreichen kann. Beim Aufrichten nur so lange unterstützen, bis Frau Mayer die Bauchmuskulatur anspannt. Dann nachlassen. **Ab dem (Datum):** Hand nur noch symbolisch entgegenstrecken.

**In dem Pflegemodell nach Monika Krohwinkel werden Fähigkeiten und Ressourcen unterschieden: Die Fähigkeit trägt der Bewohner in sich selbst (z. B. Muskelkraft), Ressourcen sind Hilfsmittel von außen (z. B. Haltegriff am Bett).*

Für Sie als Pflegekraft ist es oft schwierig zu unterscheiden, wann Sie eine Maßnahme ausführlich beschreiben müssen und wann Sie sich kurz fassen sollten. Grundsätzlich sollten die Maßnahmen knapp und übersichtlich beschrieben werden. So können andere Pflegemitarbeiter sie ohne großen Zeitaufwand lesen und anschließend durchführen.

Beispiel: So verändert sich eine Pflegehandlung durch Planung (2/2)

Mit diesem Beispiel wird der Unterschied deutlich

Probleme / Fähigkeiten / Ressourcen	Ziel	Maßnahme
Problem: Frau Mayer kann sich nicht allein waschen, da sie den Vorgang nicht umsetzen und sich nur für ca. ½ Minute konzentrieren kann. **Fähigkeit:** Sie beherrscht die Bewegungen beim Waschen des Gesichts.	Frau Mayer wäscht sich das Gesicht selbstständig. Körperpflege ist nach den Bedürfnissen der Bewohnerin gewährleistet. (***Hinweis:*** Die Bedürfnisse ergeben sich aus der Pflegeanamnese / Informationssammlung und Biografie, müssen also nicht aufgeführt werden.)	Übernahme der Ganzkörperwäsche im Sitzen am Waschbecken (nach Standard) (***Hinweis:*** Vorbereitung des Waschbeckens und Durchführung müssen nur beschrieben werden, wenn es Abweichungen vom Standard oder gültigen Durchführungsprinzipien gibt.) **Besonderheit:** Als Erstes wird der Bewohnerin der feuchte Waschhandschuh über die Hand gezogen, die Hand zum Gesicht geführt, bis die Bewohnerin beginnt, Handlung allein durchzuführen. (***Hinweis:*** Diese Handlung muss beschrieben werden, da sie individuell mit dieser Bewohnerin in dieser Weise durchgeführt wird.)

Das kann die PDL für eine gute Pflegeplanung tun

1. Viele Mitarbeiter schreiben die Pflegeplanungen halbherzig, weil ihnen die Zeit dazu fehlt

- Richten Sie feste Pflegeplanungszeiten ein, die für alle Fachkräfte im Haus verbindlich sind (z. B. 2-mal in der Woche zur Übergabezeit 1 Stunde).
- Es sollten **konkrete** Vorgaben existieren, **wann** Ihre Mitarbeiter an der Pflegeplanung arbeiten sollen und **wie viel Zeit** ihnen dafür zur Verfügung steht.

2. Viele Pflegeplanungen sind unübersichtlich

Wenn sich mehrmals hintereinander etwas ändert, wird die Pflegeplanung schnell unübersichtlich. Das Abschreiben kostet aber unnötig Zeit. Daher ändern viele Pflegekräfte lieber so wenig wie möglich, damit sie nicht ständig wieder alles abschreiben müssen.

- Eine abgeänderte Pflegeplanung muss nicht unbedingt von der Fachkraft abgeschrieben werden. Lassen Sie diese Arbeit von Praktikanten ausführen.
- Machen Sie sich stark für eine entsprechende Software. Es ist im heutigen Computerzeitalter schon fast vorsintflutlich, Pflegeplanungen manuell zu erstellen.

3. Pflegemitarbeiter lesen und befolgen die Pflegeplanungen nicht und arbeiten nicht danach

- Die Pflegevisiten sollen Rückmeldungen zur Umsetzung der Vorgaben aus der Pflegeplanung geben.
- Implementieren Sie „Übergaben beim Bewohner / Patienten", bei denen speziell auf die Durchführung der geplanten Maßnahmen eingegangen wird.
- Richten Sie Übergaben ein, in denen gezielt auf einzelne Pflegeplanungen eingegangen wird.

4. Pflegeplanungen werden über Monate nicht verändert

- Achten Sie auf eine regelmäßige Wirksamkeitskontrolle. Legen Sie hier den Zeitraum verbindlich fest. Spätestens alle 6 Wochen sollten Sie die Wirksamkeit der Maßnahmen überprüfen.
- Kontrollieren Sie, ob die Pflegeziele so formuliert sind, dass auch Erfolge möglich sind.

Hinweis: Das bedeutet nicht, dass Erhaltungsziele grundsätzlich tabu sind.

Richten Sie die lebendige Gestaltung Ihrer Pflegeplanungen langfristig aus. Halten Sie dort fest, bis wann welches Ziel erreicht werden soll.

3.3 Mit diesen Formulierungshilfen gestalten Sie Ihre Pflegeplanung individuell

Die eigentliche Schwierigkeit bei der Pflegeplanung besteht in der Verschriftlichung. Aus diesem Grund finden Sie hier Anregungen zur Formulierung individueller Pflegeprobleme, der genauen Zieldefinition und der Maßnahmenbeschreibung. Die Beispiele erläutern den Zusammenhang der einzelnen Schritte und liefern Ihnen Hilfestellung bei der Erstellung Ihrer Pflegeplanung. Als Textbausteine sind sie nicht geeignet, da sich Ihre Pflegekunden voneinander unterscheiden.

Übersicht: AEDL 1 Kommunizieren können

Problem: Bew. / Pat. ...	Ressource: Bew. / Pat. ...	Ziel: Bew. / Pat. ...	Maßnahmen
... versteht aufgrund einer sensorischen Aphasie das gesprochene Wort nicht, kann seine Wünsche und Bedürfnisse nicht äußern	... erkennt nonverbale und sprachbegleitende Signale, drängt vehement auf seine Wünsche, bis sie erfüllt sind, kann sich durch Sprechtafeln mitteilen	• fühlt sich verstanden • kann seine Wünsche äußern • erfährt Selbstsicherheit in der Kommunikation mit seinem Umfeld	• Verbale Ansprache mit nonverbalen Signalen kombinieren • Bei nicht verständlichen Äußerungen Sprachtafel zeigen • Training und Schulung im Umgang mit Sprachtafel durch Logopädie Praxis XY, Rezept bestellen und Ersttermin ausmachen bis: (Datum)
... ruft ungezielt laut mit nicht artikulierten Lauten, lässt sich durch Zuwendung nur so lange beruhigen, wie eine Pflegekraft direkt anwesend ist. Erfährt zunehmend Ablehnung durch Mitbewohner	... nimmt Blickkontakt auf, reagiert auf Lächeln, entspannt bei Weihnachtsliedern und Walzermusik, laut Assessment kein Hinweis auf Schmerzen, verfolgt mit den Augen Tiersendungen im TV	• kann sich weiterhin ausdrücken • Konflikt mit der Umwelt ist gemindert	Unabhängig davon, ob Bew. / Pat. ruft oder nicht: 1. Einzelbegleitung jeweils 5 Minuten um 10.30, 13.30, 15.30, 17.30 Uhr 2. Einzelzeiten im Zimmer von 11.00–12.00 (Walzermusik abwechselnd mit Weihnachtsmusik spielen, an den Fensterplatz setzen) 15.30–17.00 (Tiersendung im TV einschalten)

Übersicht: AEDL 2 Sich bewegen können

Problem: Bew. / Pat. ...	Ressource: Bew. / Pat. ...	Ziel: Bew. / Pat. ...	Maßnahmen
individuelles Sturzrisiko: kann ca. 5–6 Schritte gehen. Aufgrund einer starken Arthrose in den Knien kann sie ihre Gangunsicherheit nicht ausgleichen. Trotz ihrer Einschränkungen steht sie auf und geht los. Nach einigen Schritten ruft sie um Hilfe und hält sich bis zu deren Eintreffen mühsam im Stehen	erkennt ihre Grenzen und meldet Hilfebedarf, keine Sturzereignisse in den letzten 3 Monaten, wünscht keine Schmerzmedikation, da die Schmerzen sich nach ihren Angaben im erträglichen Maß befinden	Bew. / Pat. geht mit Hilfe 3-mal täglich 20 Schritte, kann freihändig 2 Minuten stehen, schmerzfreies Beugen und Strecken der Knie	Alle Strecken in der Wohnung mit Bew. / Pat. gehen, Rollstuhl zur Sicherheit bereithalten, Schritte zählen und auf dem Lagerungsplan markieren. Bew. / Pat. führt mit Pedaltrainer leichte Übungen aus, Verordnung von KG beim Hausarzt erwirken bis ... (konkretes Datum benennen)
individuelles Dekubitusrisiko: durch Schlaganfall, Hemiparese rechts, keine Wahrnehmung der rechten Seite, minimale Ausgleichsbewegungen möglich	reagiert auf Erinnerung, zum Lagewechsel im Sitzen, akzeptiert Lagewechsel im Bett, kann Rückenkissen mit linker Hand im liegen entfernen	• Intakte Haut • Bew. / Pat. kennt sein individuelles Risiko und geeignete Maßnahmen	• Lagerung morgens im Sessel mit Gelkissen, unter Kissen rechts und links Handtuch legen, Ehefrau bitten, um 10.00 Uhr Handtuch links fortzuziehen, um 12.00 Uhr Handtuch rechts fortziehen • Lagerung nach Bobath rechts mittags und abends, Pat. entfernt Kissen, wenn Lage unbequem wird. Lagerung links (Absprache und Anleitung mit Ehefrau, wenn diese nachts wach wird)

Übersicht: AEDL 3 Vitale Funktionen aufrechterhalten können

Problem: Bew. / Pat. ...	Ressource: Bew. / Pat. ...	Ziel: Bew. / Pat. ...	Maßnahmen
erkennt den Sinn der Medikamenteneinnahme nicht, versteckt sie in der Tasche und beginnt lautstark zu schimpfen	nimmt die Mahlzeiten in einer rasanten Geschwindigkeit ein, hat immer Appetit	Bew. / Pat. nimmt notwendige Medikamente ein	• Abklärung mit Apotheke, ob alle Medikamente gemörsert werden dürfen • Bis zum (Datum) Einverständnis des Betreuers einholen • Medikamente immer in süßem Joghurt mischen • Abklärung mit Arzt, welche Medikamente notwendig sind bis (Datum), auf so wenig Gaben am Tag wie möglich verteilen lassen

Übersicht: AEDL 4 Sich pflegen können

Problem: Bew. / Pat. ...	Ressource: Bew. / Pat. ...	Ziel: Bew. / Pat. ...	Maßnahmen
hat aufgrund der Demenz Handlungsabbrüche bei der Körperpflege, kann Rücken, Gesäß, Füße aufgrund von Bewegungseinschränkungen nicht selbstständig pflegen	beherrscht die Bewegungen des Waschvorgangs	• Weitgehende Selbstständigkeit bei der Oberkörperpflege • tägliche Körperpflege ist gewährleistet	• Körperpflege im Sitzen vor dem Waschbecken • Verbale Anleitung bei der Pflege des vorderen Oberkörpers und Intimbereichs, 2-mal verbal beim Abbruch erinnern, danach Übernahme der restlichen Körperpflege

Übersicht: AEDL 5 Essen und Trinken können

Problem: Bew. / Pat. …	Ressource: Bew. / Pat. …	Ziel: Bew. / Pat. …	Maßnahmen
behält feste Nahrungsmittel im Mund, beherrscht den Kauvorgang nicht	kann problemlos schlucken	Störungsfreie Nahrungsaufnahme	Auf weiche Kost achten
erkennt passierte Kost nicht als Nahrung, schaufelt sie vom Teller auf den Tisch	isst, wenn die Nahrung angereicht wird	isst 5 Bissen pro Mahlzeit selbstständig	Nur nicht knetbare Mahlzeitenkomponenten als passierte Kost anbieten, Hand immer wieder mit Gabel zum Mund führen
liegt im Bereich der Unterernährung: BMI 17, Gewicht 45 kg, nimmt pro Tag im Durchschnitt 500 kcal zu sich, presst die Lippen zu, macht keine Äußerungen zu ihrem Essverhalten	isst nach Appetit in unregelmäßigen Abständen Süßes oder Herzhaftes portionsweise auf, Gewichtsverlust im letzten halben Jahr 2 kg	• Weiteres Vorgehen ist mit Tochter (Vorsorgevollmacht abgeklärt) und schriftlich fixiert • Gewicht bis zum (Datum) = 46 kg • Aktuelle Lieblingsspeisen sind bekannt • Wochendurchschnitt liegt bei 700 kcal	• Ernährungsprotokoll führen, Auswertung wöchentlich Dienstagabend: Berechnung der Durchschnittskalorienmenge und der akzeptierten Nahrung • Anreichern jedes Getränks mit 2 EL …-Pulver • Nahrungsangebot jeweils an die Auswertung anpassen

Übersicht: AEDL 6 Ausscheiden können

Problem: Bew. / Pat. ...	Ressource: Bew. / Pat. ...	Ziel: Bew. / Pat. ...	Maßnahmen
ist harninkontinent, bemerkt Harndrang zu spät, erreicht Toilette nicht rechtzeitig, bittet aus Rücksichtnahme nicht um Hilfe	erkennt Sinn eines regelmäßigen begleiteten Toilettengangs	Abhängig erreichte Kontinenz (= mit Hilfe erreichte Kontinenz)	Begleiteter Toilettengang um 8.00 Uhr und dann alle 2 Std., Miktionsprotokoll führen, Abstände zwischen den Toilettengängen auswerten und anpassen

Praxistipp: Häufig ist es üblich, Pflegemaßnahmen und Ziele zu jedem AEDL festzulegen. Vereinfachen Sie dieses Vorgehen, indem Sie Pflegeprobleme und Ziele sinnvoll miteinander kombinieren. Verständigen Sie sich in Ihrer Einrichtung auf die genaue Vorgehensweise.

Übersicht: AEDL 7 Sich kleiden können

Problem: Bew. / Pat. ...	Ressource: Bew. / Pat. ...	Ziel: Bew. / Pat. ...	Maßnahmen
verwechselt die Reihenfolge der Kleidung	beherrscht das Ankleiden einzelner Kleidungsstücke	Bew. / Pat. kleidet sich selbstständig an	Kleidung in richtiger Reihenfolge auf das gemachte Bett legen

Übersicht: AEDL 8 Ruhen und schlafen können

Problem: Bew. / Pat. …	Ressource: Bew. / Pat. …	Ziel: Bew. / Pat. …	Maßnahmen
liegt nach der nächtlichen Lagerung / Inkontinenzversorgung 1,5 Std. wach, bis er wieder einschläft. Hat nach eigener Einschätzung Schlafmangel	erkennt den Sinn pflegerischer Maßnahmen und ist bereit mitzuwirken	Bew. / Pat. ist morgens ausgeruht	Bew. / Pat. meldet sich, sobald er selbst wach wird, dann erfolgt Lagerung und Vorlagenwechsel, direkte Kommunikation über mögliche Risiken und entsprechende Absprachen

Übersicht: AEDL 9 Sich beschäftigen können

Problem: Bew. / Pat. …	Ressource: Bew. / Pat. …	Ziel: Bew. / Pat. …	Maßnahmen
klagt über Langeweile, lehnt Anregungen zur Tagesgestaltung ab	freut sich über Gäste	Abwechslung im Alltag	Bis … (Datum) Antrag für zusätzliche Betreuungsleistungen stellen, Pat. Informationen über Besuchsdienste zur Verfügung stellen

Übersicht: AEDL 10 Sich als Mann oder Frau fühlen können

Problem: Bew. / Pat. ...	Ressource: Bew. / Pat. ...	Ziel: Bew. / Pat. ...	Maßnahmen
sucht die körperliche Nähe zu Mitbewohnerinnen, vergisst aufgrund der Demenz seine Ehefrau	kann sein Bedürfnis nach Zuwendung eigenständig erfüllen	Konflikte mit Ehefrau sind vermieden, Grenzen der Mitbewohnerinnen sind berücksichtigt	Zunächst Gespräch mit Tochter (Betreuerin) über Sachverhalt im Zusammenhang mit Demenz, weitere Abstimmung über das Vorgehen, Beobachtung und Dokumentation der Kontaktaufnahme zu Mitbewohnerinnen, Einschreiten bei ablehnender, ängstlicher Reaktion oder Überforderung

Hinweis: Grundsätzlich sollten Ziele immer vom Bew. / Pat. ausformuliert werden. Beeinträchtigt dieser jedoch seine Umwelt, kann das störungsfreie Zusammenleben in Ausnahmefällen auch ein Ziel sein.

Übersicht: AEDL 11 Für eine sichere und fördernde Umgebung sorgen können

Problem: Bew. / Pat. ...	Ressource: Bew. / Pat. ...	Ziel: Bew. / Pat. ...	Maßnahmen
versucht, sich seine Mittagsmahlzeit auf dem Herd zu kochen, vergaß, in der Vergangenheit ca. alle 2 Tage die Herdplatte auszuschalten, keine Angehörigen bekannt	kann lesen und Vereinbarungen einhalten	Sicherheit im Umgang mit Mahlzeiten	1. Zettel an die Dunstabzugshaube kleben, Hinweis: Herd ausschalten 2. Nachbarin bitten nachzuschauen 3. Mit Pat. besprechen, ob Herd abgeklemmt werden darf und Essen auf Rädern bestellt werden soll Bei Ablehnung Information an sozialpsychiatrischen Dienst und Vermieter über Gefährdung

Übersicht: AEDL 12 Soziale Bereiche des Lebens sichern können

Problem: Bew. / Pat. ...	Ressource: Bew. / Pat. ...	Ziel: Bew. / Pat. ...	Maßnahmen
reißt aufgrund ihrer Schwerhörigkeit das Gespräch an sich, redet, ohne sich unterbrechen zu lassen, dieses Verhalten führt vermehrt zum Kontaktabbruch durch Bekannte und somit zum Einsamkeitserleben	kann Kontakt aufnehmen und wünscht sich diesen, ist bereit, hierfür Initiative zu ergreifen	Bew. hat Kontakt und Bestätigung durch ihre Umwelt	Gespräch über Schwerhörigkeit und Verhalten, gemeinsame Lösungssuche in Verhalten und Ausgleich der Schwerhörigkeit, Vereinbarung ist erstellt bis: (Datum)

Hinweis: Dies ist ein Beispiel für ein Pflegeproblem in Kombination mit dem AEDL1 Kommunizieren können.

Übersicht: AEDL 13 Mit existentiellen Erfahrungen des Lebens umgehen können

Problem: Bew. / Pat. ...	Ressource: Bew. / Pat. ...	Ziel: Bew. / Pat. ...	Maßnahmen
sucht regelmäßig nach der verstorbenen Mutter	reagiert darauf, in den Arm genommen zu werden	Bew. / Pat. empfindet Geborgenheit und Trost	Blickkontakt aufnehmen, Gefühl für die Mutter ansprechen, gemeinsam Foto der Mutter (steht auf dem Nachttisch) anschauen, Geborgenheit vermitteln durch ruhige Stimmlage und Nähe

3.4 Muster: Integrierte Planung der als Pflegeerschwernis geltenden Behandlungspflege

Ressource / Problem	Ziel	Maßnahme
kann sich teilweise selbstständig anziehen, ist allerdings aufgrund von Mukoviszidose morgens stark verschleimt mit Kurzatmigkeit bis hin zur starken Atemnot	kleidet sich weitestgehend selbstständig an, Selbstwertgefühl ist gestärkt	um das Ankleiden zu ermöglichen, zunächst Hilfe bei der morgendlichen Schleimentfernung erforderlich, danach Anleitung mit Teilübernahme ...
kann sich teilweise selbstständig auskleiden, ist allerdings aufgrund von Mukoviszidose schnell erschöpft mit Kurzatmigkeit bis hin zur starken Atemnot	kleidet sich weitestgehend selbstständig aus, Selbstwertgefühl ist gestärkt	um das Auskleiden zu ermöglichen, zunächst Hilfe bei der Bronchialtoilette und Inhalation erforderlich, danach Anleitung mit Teilübernahme ...
wäscht sich selbst Hände, Gesicht, Arme und Brust; muss bei restlicher Körperpflege motiviert und unterstützt werden	hat Körperpflege so weit wie möglich selbst durchgeführt, Selbstwertgefühl ist gestärkt, Juckreiz ist gemildert	zur Selbstständigkeit motivieren, Teilübernahmen Rücken und Unterkörper erforderlich, nach der Körperpflege ganzen Körper mit Psoriasis-Salbe eincremen ...
spürt trotz Tetraplegie Druck auf der Blase	Blasenentleerung ist sichergestellt	vor der Körperpflege morgens Einmalkatheterisierung erforderlich, da Bewohner die Pflege wegen des Druckgefühls als unerträglich empfindet ...
kann nicht mundgerechte Nahrung nicht selbstständig zu sich nehmen	ausreichende Nahrungsaufnahme ist gewährleistet	vor der Nahrungsaufnahme Dauerkanüle einsetzen, Nahrung mundgerecht zubereiten ...

3.5 Checkliste: So ist Ihre Pflegedokumentation absolut rechtssicher

Fälschungssicher	
Alle Einträge werden mit **dokumentenechtem Stift** (z. B. Kugelschreiber) gemacht. Überklebungen oder Korrekturen, z. B. mit Tipp-Ex, sind unzulässig.	❑
Irrtümliche Einträge werden waagerecht durchgestrichen, so dass die Lesbarkeit erhalten bleibt.	❑
Der veränderte Eintrag wird als Korrektur gekennzeichnet und datiert.	❑
Eindeutig	
Alle Einträge sind klientenbezogen, knapp und präzise.	❑
Handlungsanweisungen sind klar und verständlich formuliert und als solche zu erkennen.	❑
Subjektive Bewertungen und Interpretationen der Pflegepersonen werden vermieden.	❑
Es werden allgemein anerkannte pflegerisch-medizinische Fachbegriffe verwendet.	❑
Die **Pflegedokumentation** in Stichworten ist ausreichend, wenn die Verständlichkeit gegeben ist.	❑
Nachvollziehbar	
Es ist erkennbar, wer welche Maßnahmen geplant und wer sie durchgeführt hat.	❑
Die Ausführungen sind verständlich und lesbar.	❑
Datum und ggf. Uhrzeit sind anzugeben.	❑
Der Eintrag erfolgt immer von der die Maßnahme ausführenden oder die Information aufnehmenden Pflegekraft.	❑
Jeder Eintrag ist mit identifizierbarem Handzeichen gekennzeichnet.	❑
Die Blätter in der Dokumentation sind durch Eintrag des Namens auf jedem Blatt eindeutig dem jeweiligen Klienten zugeordnet.	❑
Sie sind systematisch geordnet, ggf. nummeriert.	❑
Vollständig	
Alle für die Einschätzung der gesundheitlichen Situation sowie der medizinischen und pflegerischen Versorgung relevanten Informationen sind zu dokumentieren.	❑
Eingeleitete Folgehandlungen bei Auffälligkeiten müssen erfasst und im Ergebnis dokumentiert werden.	❑
Aktuell	
Die Einträge erfolgen zeitnah zu dem Geschehen und bilden nachvollziehbar die Chronologie von Ereignissen ab.	❑

4 Dokumentation der Expertenstandards und Risikoeinschätzung

4.1 So analysieren und dokumentieren Sie Pflegerisiken bei Bewohnern richtig

Überlassen Sie nichts dem Zufall! Ein professionelles Risikomanagement macht Pflege- und Behandlungsrisiken nachvollziehbar und erklärbar. Durch einen professionellen Umgang mit Pflegerisiken können Ihre Mitarbeiter

- Risiken in der Versorgung Ihrer Bewohner **identifizieren** und **bewusst wahrnehmen** und
- eine Auswahl von **Maßnahmen treffen**, durch die eine günstigere Risikosituation erreicht wird.

Bereiche, in denen in der Pflege erfahrungsgemäß **Risiken** und damit auch **Haftungsfälle** auftreten, sind:

- Wund- und Dekubitusmanagement,
- Ernährungsmanagement,
- Hygienemanagement,
- Medikamentenmanagement,
- Sturzmanagement.

Risiken lassen sich nie ausschließen – aber minimieren

Die Risikofaktoren, die Ihre Bewohner aufweisen, oder individuelle Fehler Ihrer Mitarbeiter lassen sich durch ein noch so ausgeklügeltes System nicht sicher vermeiden. Nicht immer können Sie Pflegerisiken Ihrer Bewohner beherrschen oder gar verhindern. Allerdings können Sie durch angemessene pflegerische Interventionen versuchen, die Risiken zu minimieren.

Wecken und schärfen Sie das Bewusstsein Ihrer Mitarbeiter für Pflegerisiken. Zudem sollten Sie alle Mitarbeiter motivieren, sich stetig verbessern zu wollen, denn das Ziel ist, mit Pflegerisiken professionell umzugehen.

Vorgehen Risikomanagement

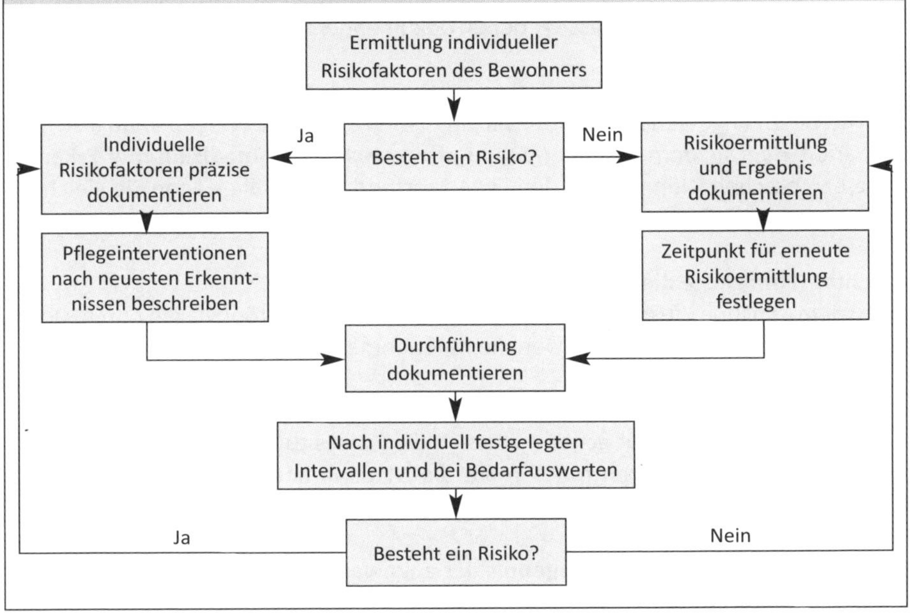

So gestalten Sie professionelles Management von Pflegerisiken in 5 Schritten

1. Schritt: Erfassen Sie die individuellen Risikofaktoren Ihres Bewohners

Die Ermittlung individueller Risikofaktoren hilft Ihnen, Pflegefehlern vorzubeugen. Zudem benötigt nicht jeder Bewohner alle Prophylaxen. Nur wenn Sie einen Risikofaktor erkennen, müssen Sie eine konkrete Prophylaxe anwenden.

Tipp: Legen Sie fest, bis wann nach dem Einzug welche Assessments durchgeführt worden sein müssen.

Um die Risikofaktoren Ihres Bewohners zu erkennen, sollten Sie standardisierte Assessments einsetzen. Diese sind z. B.

- das Mini Nutritional Assessment (MNA) zur Bewertung des Ernährungszustandes (Download auf: www.gesundheit.uni-hamburg.de/upload/MNA.pdf),
- die Braden- oder Norton-Skala zur Einschätzung des Dekubitusrisikos,
- der Expertenstandard „Sturzprophylaxe in der Pflege“ rät zu einer individuellen Einschätzung des Sturzrisikos. Dabei kann Sie die GRIGO-Sturzrisikoskala unterstützen (kostenpflichtig zu bestellen auf: www.altenpflege-managen.de).

2. Schritt: Dokumentieren Sie die individuellen Risikofaktoren
Die Risikofaktoren Ihres Bewohners, z. B. Dekubitus- und Sturzgefährdung, bewerten Sie anhand des entsprechenden **Assessments**. Dokumentieren Sie Ihre Ergebnisse **präzise**.

3. Schritt: Planen Sie Ihre pflegerischen Interventionen
Die von Ihnen angewendeten Prophylaxen planen Sie in der Pflegeplanung. Achten Sie darauf, dass sie dem **aktuellen Stand pflegerischer und medizinischer Erkenntnisse** entsprechen. Nehmen Sie den Expertenstandard zu Hilfe. Legen Sie gleichzeitig fest, wann das **Ergebnis** Ihrer Maßnahmen **überprüft** werden soll.

4. Schritt: Führen Sie die geplanten Maßnahmen durch
Bis zu dem von Ihnen festgelegten Zeitpunkt führen Sie die Prophylaxen durch. Dokumentieren Sie, wann und durch wen die Maßnahmen durchgeführt wurden.

Hinweis: Selbstverständlich müssen Ihre Mitarbeiter auch während des Durchführungszeitraumes darauf achten, wie sich die Risikosituation des Bewohners entwickelt. Bei Veränderungen müssen Sie die Maßnahmen ggf. vor dem Überprüfungszeitpunkt anpassen.

5. Schritt: Überprüfen Sie das Ergebnis der angewandten Maßnahmen
Zum festgelegten Zeitpunkt überprüfen Sie, ob und wie Ihre Maßnahme gewirkt hat. Hat sich die Situation des Bewohners verbessert oder ist sie gleich geblieben? Hat eine Maßnahme keine Wirkung erzielt oder hat sich die Gefährdung des Bewohners sogar erhöht, müssen Sie die Ursache prüfen. Fragen Sie sich nicht nur, ob dies allein an der individuellen Situation des Bewohners liegt.

Prüfen Sie auch, ob Ihre angewandten Prophylaxe-Standards wirksam sind. Müssen sie evtl. neu formuliert werden? Werden die Standards von Ihren Mitarbeitern eingehalten? Passen Sie dann die Situation an die **aktuellen Erfordernisse** an.

Fazit: Das Ziel eines professionellen Managements von Pflegerisiken ist nicht allein die Ausschaltung von Risikofaktoren. Es geht auch darum, nachzuweisen, dass Sie alles tun, um Pflegerisiken zu minimieren. Ein Management der Risiken kann nur funktionieren, wenn es von allen verinnerlicht und akzeptiert wird. Sie können es nicht anordnen. Es geht in erster Linie darum, dass Ihre Mitarbeiter verantwortungsbewusst mit den Risiken umgehen und beherrschbare Risikofaktoren in den Griff bekommen. Der Erfolg hängt entscheidend davon ab, ob es Ihnen gelingt, Ihre Mitarbeiter entsprechend zu motivieren, sich mit dem Thema „Prävention“ auseinanderzusetzen.

4.2 Muster: Kundenbezogene Risikoermittlung

Handbuch	Logo der Einrichtung	Einrichtung: ambulante und stationäre Pflege
Risikomanagement	Version 001	Seite

Name des Kunden: ______________________, **Pflegestufe:** ______________,

Bestehende Risiken / Pflegebedarf	**Datum der Erhebung:** ________	**Datum der Erhebung:** ________	**Datum der Erhebung:** ________	**Datum der Erhebung:** ________	**Datum der Erhebung:** ________
Dekubitusrisiko					
Sturzrisiko					
Kontrakturenrisiko					
Aspirationsrisiko					
Infektionsgefahr					
Pneumoniegefahr					
Thrombosegefahr					
Emboliegefahr					
Kachexiegefahr					
Adipositasrisiko					
Exsikkoserisiko					
Vereinsamungsrisiko					
Immobilitätsrisiko					
Hinlauftendenz					
Diabetes mellitus					
Intertrigogefahr					
Harnwegsinfektions-Gefahr					
Obstipationsgefahr					
Harninkontinenz					
Schmerzen					
Ernährung					
Soor					
Parotitis					
MRSA					
Aggressionsverhalten					
Orientierungsstörungen					

Namenskürzel feststellende Pflegefachkraft:

Legende: + = bestehender Pflegebedarf, bestehendes Risiko — = kein Pflegebedarf, kein Risiko vorhanden

Erstellt von	**Überprüft von**	**Freigegeben von**
Erstellt am	**Überprüft am**	**Freigegeben am**

4.3 Expertenstandard Dekubitusprophylaxe: So dokumentieren Sie leicht und sachgerecht die Dekubitusprophylaxe

Zu einer wirkungsvollen Dekubitusprophylaxe gehört die individuelle Risikoerfassung für jeden Pflegekunden und nach Durchführung der Maßnahmen eine Evaluation des Pflegeprozesses. Wie Sie die einzelnen Schritte sinnvoll miteinander verbinden, erfahren Sie in diesem Artikel.

Möglicherweise kommt Ihnen das folgende Beispiel bekannt vor:
Herr Maier hat nachweislich noch nie einen Dekubitus gehabt. Er und die Pflegekräfte haben sich so aufeinander eingestellt, dass die Dekubitusprophylaxe im Alltag mit erledigt wird. Das Gesäß wird beim Toilettengang und Mittagsschlaf entlastet, und die Pflegekräfte bitten Herrn Maier schon automatisch darum, sich im Stuhl etwas anders hinzusetzen. Herr Maier kennt den Sinn dieser Maßnahme und kooperiert. Alle Beteiligten sind stolz auf ihr Zusammenspiel und ihren gemeinsamen Pflegeerfolg. Daher waren die Pflegekräfte entsetzt, als der MDK bei der Qualitätsprüfung die Dekubitusprophylaxe bei Herrn Maier als nicht erbracht bewertete. Das lag daran, dass die Gutachter zwar eine Pflegeplanung in der Dokumentation fanden, der aktive Umgang mit Herrn Maiers individuellen Risikofaktoren, die Erfassung der aktuellen Beobachtungen und die Evaluation als weitere Bestandteile des Pflegeprozess fehlten aber.
Mit den folgenden 6 Schritten vermeiden Sie solche Situationen.

Mit diesen 4 Schritten beweisen Sie Ihre erfolgreiche Dekubitusprophylaxe in der Dokumentation

Diese Bestandteile des Pflegeprozesses gehören in Ihre Dokumentation:
- individuelle Risikoerfassung / Informationssammlung
- Erfassung der Pflegeprobleme und Ressourcen
- Pflegeziele des Bewohners / Patienten
- Pflege- und Beratungsmaßnahmen
- Durchführungsnachweis (Berichtsblatt Leistungserfassung)
- Evaluation gemessen an den Pflegezielen

Verknüpfen Sie diese einzelnen Bestandteile so miteinander, dass sie als sinnvoller Prozess nachvollziehbar sind.

Hinweis: Um Ihre Pflegedokumentation nicht zu seinem mehrbändigen Roman ausufern zu lassen, formulieren Sie am besten in Stichworten und kürzen „Bewohner" oder „Patient" mit „Bew." oder „Pat." ab. Es wäre zwar individueller, den Namen immer auszuschreiben, in der Praxis kommt es jedoch nicht auf den Schreibstil an, sondern nur darauf, dass Sie möglichst **viel Inhalt mit möglichst wenigen Worten** beschreiben.

1. Schritt: Formulieren Sie die Pflegeprobleme anhand der individuellen Risiken

Mit diesem Vorgehen erleichtern Sie sich das Leben. Wenn Sie das Risiko erfasst haben, schauen Sie, welche Risikofaktoren am **höchsten** sind. Und genau diese nutzen Sie dann für die Formulierung Ihres **Pflegeproblems**. Das nachstehende Beispiel verdeutlicht dies.

Beispiel Braden-Skala für Herrn Maier

Muster: Braden-Skala

Kriterium	Punkte
Sensorisches Empfindungsvermögen	4
Hautfeuchtigkeit	3
Aktivität	2
Mobilität	2
Ernährung	3
Reibungs- und Scherkräfte	3
Summe	17

Das Pflegeproblem formulieren Sie dann folgendermaßen:

Muster: Problemformulierung auf Basis der Risikoeinschätzung

Problem: Dekubitusgefahr an Steiß, Wirbelsäule und Fersen, da Pat. nicht gehen kann und aus eigenem Antrieb keine entlastenden Bewegungen im Liegen oder Sitzen durchführt, Wahrnehmung von Druckschmerz ist reduziert.

Ressource: hohe Motivation zur Mitwirkung an Prophylaxen. Auf diese Weise verknüpfen Sie mühelos den 1. mit dem 2. Schritt des **Pflegeprozesses**. Sie brauchen eigentlich nur aus der Braden-Skala abzuschreiben und die Risiken individuell für Ihren Pflegekunden zu beschreiben.

2. Schritt: Verbinden Sie Problem, Ziele und Maßnahmen sinnvoll miteinander

Im Problem haben Sie auf die **Ursache verwiesen** (also die individuelle Beschreibung der mangelnden Aktivität und Mobilität). Folglich müssen Ihre Maßnahmen auch auf die Ursache **abzielen**. Folgendes Beispiel macht den Zusammenhang deutlich:

Muster: Ziel- und Maßnahmenformulierung auf Basis des Pflegeproblems

Ziel: Erhaltung der intakten Haut, aktive Mitwirkung des Pat.

Maßnahmen: Ca. 9.00, 13.00, 14.30, 21.00: Transfer Bett–Rollstuhl / Rollstuhl–Bett mittels Drehscheibe, Pat. hält sich dabei an Pflegekraft fest, Antidekubituskissen liegt im Rollstuhl, Mittagsruhe in 30-Grad-Lagerung auf der linken Seite, Wunsch des Pat. Blick zum Fenster, nächtliche Lagerung im Wechsel rechts / links, 30-Grad-Seitenlage alle 3 Stunden (siehe Lagerungsplan), bei Rötungen Fingertest durchführen, ist dieser positiv, Lagerungsintervall auf 2 Std. verkürzen. Pat. bitten, unbequeme Lagerungen mitzuteilen. Anhand der Maßnahmen sehen Sie, dass diese genau auf die **Problemursache** der mangelnden Aktivität und Mobilität abzielen.

3. Schritt: Dokumentieren Sie die Durchführung Ihrer Maßnahmen, Abweichungen und Besonderheiten

Die Durchführung der regulären Maßnahmen zeichnen Sie in Ihrem Durchführungskontrollblatt ab. Besonderheiten und Abweichungen dokumentieren Sie im Pflegebericht.

Muster: Pflegebericht

Datum	Uhrzeit	Text	HZ
13.04.	14:10	Herr Maier ist sehr müde und kraftlos, möchte schon mittags ins Bett, Pat. erklärt es mit dem anstrengenden Ausflug gestern, Lagerung wie in der Nacht durchgeführt, zu den Mahlzeiten Rückenlage Temperatur / RR / BZ im Normbereich, Werte siehe Erfassungsblatt.	SH
14.03.	8.00	Pat. möchte schon aufstehen, sagt, der Ruhetag hat ihm gutgetan.	JT
17.04.	11:00	Herr Maier half morgens beim Transfer nicht wie sonst mit, hat keine Kraft in den Beinen. Beim 1. Toilettengang wieder normale Bewegungsfähigkeit.	SH
19.04.	9:05	Herr Maier äußert, dass er keine Lust habe aufzustehen. Im Bett ist es so schön warm und gemütlich. Vereinbarung: Pat. frühstückt im Bett, danach 1 Std. Seitenlagerung und steht dann um 11.00 Uhr auf.	JT
20.04.	11:00	Herr Maier ist erneut im Bett geblieben. Fingertest durchgeführt, nicht wegdrückbare Rötung (ca. 1 x 1 cm) am Steiß. Lagerungsintervall ab sofort 2 Std.	SH

4. Schritt: Evaluieren Sie den Prozess

Zur Evaluation gehören folgende Maßnahmen:
Erneute Risikoeinschätzung: Prüfen Sie, ob sich Risiken verbessert oder verschlechtert haben. Im Beispiel von Herrn Maier ist es sogar möglich, dass aufgrund seines immer häufigeren Liegenbleibens im Bett weitere Risiken hinzugekommen sind.
Auswertung des Pflegeberichts: Nutzen Sie die Aussagen Ihrer Kollegen im **Pflegebericht**. Hier können sich wertvolle Beobachtungen wiederfinden, die Sie für eine schlüssige Evaluation benötigen, z. B. Eintragungen, die sich auf Änderungen im Tagesablauf oder verminderte Aktivität beziehen.
Überprüfung der Zielerreichung:
Lesen Sie sich Ihre Ziele genau durch, und dokumentieren Sie, ob Ihr Pflegekunde und Sie diese erreichen konnten.
Anpassung der Pflegeplanung: Passen Sie nach Ihrer Auswertung die Problem- und Risikobeschreibung den Zielen und Maßnahmen an.

Nutzen Sie die Anleitung als Gerüst für Ihre Arbeit. So erhalten Sie einen professionell **dokumentierten** Pflegeprozess zur Dekubitusprophylaxe und bilden Ihre **gute und gewissenhafte** Arbeit ab.

4.4 Expertenstandard Sturzprophylaxe: So dokumentieren Sie Ihre Sturzprophylaxe

Im Expertenstandard zur Sturzprophylaxe ist festgelegt, dass Sie das Sturzrisiko für Ihre Pflegekunden ermitteln müssen.
Im **ambulanten Bereich** können Sie natürlich eine Prophylaxe nur dann durchführen, wenn Sie auch bei Ihrem Patienten vor Ort sind. Daher müssen Sie Ihre Patienten oder stellvertretend deren Angehörige über eine mögliche Sturzgefahr, deren Vermeidung und die Minderung von Sturzfolgen beraten. Weisen Sie die **erfolgte Beratung** in jedem Fall **schriftlich** nach und lassen Sie sie von Ihren Pflegekunden unterschreiben. In diesem Nachweis müssen der Inhalt Ihrer Beratung und Ihre Empfehlungen genau aufgeführt sein.
Im stationären Bereich ist es Ihre Aufgabe als Pflegefachkraft, direkt beim Einzug und bei Veränderungen die individuelle Sturzgefährdung Ihres Bewohners festzustellen. Daraus entwickeln Sie im Anschluss prophylaktische Maßnahmen.
Mit dem folgenden Bogen ermitteln Sie das individuelle Sturzrisiko. Sie erhalten gleichzeitig Anregungen zur Beschreibung des individuellen Sturzrisikos und zu geeigneten Maßnahmen.

Muster: Einschätzungshilfe für die Kasacktasche

Leitfrage / Problembeschreibung	Fachliche Erläuterungen, Hinweise	Mögliche Maßnahmen
Nimmt Ihr Pflegekunde Medikamente ein, die seine Reaktionsfähigkeit herabsetzen?	*Medikamente können zu Schwindel sowie Veränderung des Gangbildes führen und die Reaktionsfähigkeit herabsetzen.*	Beobachten von Nebenwirkungen, Rücksprache mit dem Arzt
Wie gut sieht und hört Ihr Bewohner / Patient?	*Mangelnde Seh- und Hörfähigkeit lassen den Bewohner Gefahren nicht rechtzeitig erkennen.*	regelmäßige Seh- und Hörtests, darauf achten, dass der Bewohner / Patient, falls nötig, Brille und Hörgerät trägt
Leidet der Bewohner / Patient an Erkrankungen, die kurzzeitige Ohnmachten zur Folge haben (z. B. TIA, Diabetes)?	*Kurzzeitige Ohnmachten ziehen automatisch ungebremste Stürze nach sich.*	Ursachenklärung, medikamentöse Einstellung, Beobachtung
Hat der Bewohner / Patient Erkrankungen, die die Beweglichkeit beeinträchtigen (z. B. Apoplex, Parkinson)? Wenn ja, wie äußert sich das?	*Verminderte Beweglichkeit und geringes Körpergefühl führen zu Stürzen.*	ausreichende Hilfsmittel, Erhaltung der Beweglichkeit, z. B. durch Teilnahme an Gymnastikangeboten oder Verordnung von Krankengymnastik, Hüftprotektoren
Ist Ihr Bewohner / Patient inkontinent? Muss er häufig plötzlich oder nachts zur Toilette? Wie äußert sich das Problem?	*Urin auf dem Boden birgt Rutschgefahr. Heftiger plötzlicher Harndrang führt zur Hektik.*	individuelles Toilettentraining, Toilettenstuhl neben das Bett stellen
Verfügt er über ausreichende Beweglichkeit, Balance und Muskelkraft? Wenn nein, beschreiben Sie die Einschränkungen genau.	*Fehlen diese Faktoren, kann Ihr Pflegekunde Stürze nicht aus eigener Kraft verhindern.*	regelmäßige Teilnahme an Bewegungsangeboten, speziell Kraft- und Balancetraining, Hüftprotektoren anschaffen
Schätzt der Bewohner / Patient sein Gefahrenpotenzial selbst ein? Bittet er um Hilfe? Wenn nein, wie steht er zu dem Problem?	*Oft denken Bewohner / Patienten trotz Hilfsbedürftigkeit, sie würden bestimmte Dinge „schon noch schaffen", weil sie das ja immer konnten.*	regelmäßig Hilfe anbieten, Gefahren ausschalten

Muster: Einschätzungshilfe für die Kasacktasche

Leitfrage / Problembeschreibung	Fachliche Erläuterungen, Hinweise	Mögliche Maßnahmen
Birgt das Zimmer, die Wohnung Risiken? Wenn ja, welche?	*Viele kleine Teppiche gehören für einige Bewohner mit zur Gemütlichkeit. Freiliegende Kabel sind Stolperfallen.*	Beratung über Einrichtung des Zimmers, persönliche Entscheidungen akzeptieren und dokumentieren
Benutzt der Bewohner / Patient Hilfsmittel, z. B. Rollator, Stock, 3-Punkt-gehhilfe? Wenn nein: warum nicht?	*Für den Bewohner / Patienten entsteht der Eindruck, die Hilfsmittel seien unhandlich, oder er vergisst seinen Rollator schlichtweg.*	notwendige Hilfsmittel beschaffen und deren Nutzung im Alltag fördern
Bieten die Schuhe des Bewohners / Patienten guten Halt und sind rutschfest? Wenn nein: Warum trägt er keine anderen Schuhe?	*Falsches Schuhwerk führt zu Stürzen.*	Unterstützung beim Aussortieren anbieten, Selbstbestimmung beachten und Ablehnung dokumentieren
Hat der Pflegekunde eine Demenz oder eine sonstige Erkrankung der Wahrnehmung und Kognition? Wenn ja: Wie äußert sich das?	*Der Demenzkranke nimmt Gefahren gar nicht oder zu spät wahr.*	Leiten Sie alle zuvor beschriebenen Maßnahmen bei Notwendigkeit ein.
Ist Ihr Bewohner / Patient schon einmal gestürzt? Wenn ja: wann und wie oft?	*Bei vorangegangenen Stürzen besteht das Risiko eines erneuten Sturzes.*	Werten Sie Sturzereignisse direkt aus und leiten Sie sofort geeignete Maßnahmen ein.

Wie Sie anhand der individuellen Risikoeinschätzung Ihre Pflegeplanungen gestalten

Mit der Einschätzungshilfe können Sie leicht und sicher herausfinden, welches individuelle Sturzrisiko Ihr Pflegekunde aufweist. Die Fragestellung hilft Ihnen, dieses näher zu beschreiben, so dass Sie genügend Hinweise zur Problemformulierung haben.

Beispiel für die Beschreibung des individuellen Pflegeproblems:
Frau Sobel hat keine Kraft in den Beinen und kann kaum gehen. Dennoch versucht sie es immer wieder, vom Rollstuhl aufzustehen, geht einige Schritte und weiß dann nicht mehr, wie sie von der Stelle kommen soll.
Zusätzlich sind ihre Knie durch Arthrose versteift. Dies erschwert es ihr, ihren Körper bei schnellen Bewegungen auszubalancieren. Gestürzt ist sie bisher noch nicht, da sie sehr vorsichtig ist.

In folgender Weise formulieren Sie das Pflegeproblem:

Muster: Problem- und Ressourcenbeschreibung

Pflegeproblem: Frau Sobel kann ca. 5–6 Schritte gehen. Aufgrund einer starken Arthrose in den Knien kann sie ihre Gangunsicherheit nicht ausgleichen. Trotz ihrer Einschränkungen steht sie auf und geht los. Nach einigen Schritten ruft sie um Hilfe und hält sich bis zu deren Eintreffen mühsam im Stehen.

Ressource: Frau Sobel erkennt ihre Grenzen und meldet Hilfebedarf. Keine Sturzereignisse in den letzten 3 Monaten.

Legen Sie gemeinsam mit Ihrer Pflegekundin das Ziel fest und vereinbaren Sie Maßnahmen

Muster: Ziel- und Maßnahmenformulierung

Ziel: Bew. / Pat. geht mit Hilfe 3-mal täglich 20 Schritte, kann freihändig 2 Minuten stehen, schmerzfreies Beugen und Strecken der Knie.

Maßnahmen: Alle Strecken in der Wohnung mit Bew. / Pat. gehen, Rollstuhl zur Sicherheit bereithalten, Schritte zählen und auf dem Lagerungsplan markieren. Bew. / Pat. trainiert mit Pedaltrainer, mit dem leichte Übungen durchgeführt werden können, Verordnung von KG beim Hausarzt erwirken bis ... (konkretes Datum benennen).

Dokumentieren Sie die Durchführung Ihrer Maßnahmen, Abweichungen und Besonderheiten

Im Pflegebericht dokumentieren Sie Abweichungen, Besonderheiten und die Wirkung von Pflegemaßnahmen.

Muster Pflegebericht

Datum	Uhrzeit	Text	HZ
29.03.	15.00	Gespräch mit Frau Sobel im Beisein ihres Sohnes, sie lehnt Hüftprotektoren ab. Beratungsprotokoll wurde erstellt und unterschrieben.	AB
02.04.	11.00	Hausarzt befürwortet Training mit Pedaltrainer, setzt es auf maximal 60 Minuten pro Tag, Pat. benutzte das Gerät heute Vormittag ca. 15 Minuten.	CD
22.04.	14.00	Pat. ist zum 1. Mal seit langem allein aufgestanden und losgegangen. Schaffte den Weg zur Toilette problemlos.	EF
24.04.	15.00	Pat. legt mittlerweile alle Wege im Haus mit Hilfe zu Fuß zurück. Bisher wollte sie im Rollstuhl sitzen bleiben, saß heute zum 1. Mal im Stuhl.	AB
27.04.	13.00	Pat. trainiert weiterhin mindestens 1-mal täglich mit dem Pedaltrainer. Nach eigener Aussage macht ihr das Training Spaß und die Knie schmerzen nicht mehr so wie vorher.	AB

Mit diesen Bausteinen evaluieren Sie den Pflegeprozess und machen Ihre Erfolge sichtbar

Zur Evaluation gehören folgende Elemente:

Erneute Risikoeinschätzung: Prüfen Sie, ob sich Risiken verbessert oder verschlechtert haben. Im Beispiel von Frau Sobel hat sich das Sturzrisiko verringert.

Auswertung des Pflegeberichts: Im Pflegebericht sind die Erfolge von Frau Sobel sehr deutlich geworden.

Überprüfung der Zielerreichung: Frau Sobel hat ihre Ziele erreicht und diese sogar noch übertroffen.

Anpassung der Pflegeplanung: In Frau Sobels Fall müssen die Maßnahmen bezogen auf die wiedererlangte Mobilität verändert werden.

Möglicherweise machen Ihre Pflegekunden nicht immer so erstaunliche Fortschritte wie Frau Sobel. Sie werden jedoch feststellen, dass eine individuelle Sturzprophylaxe Ihre Pflegekunden nicht nur auf dem Papier weiterbringt.

4.5 Expertenstandard Ernährung: Mit diesem neuen Assessment gelingt Ihre Pflegeplanung viel leichter

Die 80-jährige Frau Sobel ist eine zierliche Person. Sie wiegt bei 1,55 m Körpergröße nur 45 kg. Somit hat sie einen **BMI** von **18,7**. Dieser Wert zeigt ein hohes Risiko zur Untererernährung an und Frau Sobel müsste anhand der Werte eigentlich **dringend zunehmen**. Es ist aber bekannt, dass sie nie mehr gewogen hat, und auch ihre Röcke passen alle perfekt. Sie hat also genau genommen kein individuelles Risiko, obwohl sie sich im Risikobereich befindet. Mit der Einschätzung über den BMI oder eine der bekannten Risikoeinschätzungsskalen geraten Sie in ähnlichen Situationen häufig in Erklärungsnot, warum laut Berechnung ein Risiko besteht, das real aber nicht vorhanden ist. Nicht jeder BMI unter 20 bedeutet grundsätzlich ein individuelles Risiko und nicht jeder BMI unter 18,6 erfordert sofort einen Handlungsbedarf von Ihnen. Dennoch müssen Sie regelmäßige Gewichtskontrollen durchführen und sofort Maßnahmen einleiten, wenn Ihr Pflegekunde noch weiter abnimmt.
Im nationalen Expertenstandard „Ernährungsmanagement zur Sicherung der oralen Nahrungsaufnahme in der Pflege" finden Sie zu dieser Fragestellung zahlreiche Hilfestellungen.

Übersicht: Diese Aussagen zur Risikoerfassung finden Sie im Expertenstandard zur Ernährung

- Die Expertengruppe hält die gängigen Risikoerfassungsinstrumente (z. B. auch MNA) für unzureichend, obwohl die Deutsche Gesellschaft für Ernährungsmedizin diese empfiehlt. Die Ursachenklärung und die Hilfestellungen für die Maßnahmenplanung nehmen in den bekannten Instrumenten nach Meinung der Expertengruppe zu wenig Raum ein.
- Die Risikoerfassung sollte alle 3 Monate und beim Auftreten zusätzlicher Risikofaktoren erfolgen. Die 1. Einschätzung erfolgt beim Heimeinzug oder zu Beginn des ambulanten Auftrags.
- Eine regelmäßige Gewichtserfassung ist nur so lange erforderlich, bis Ihr Pflegekunde einen unbedenklichen Ernährungszustand erreicht hat und ihn konstant behält, z. B. wenn ein festgelegtes Gewicht erreicht ist. Regelmäßige **Gewichtserfassung** bedeutet in diesem Zusammenhang **wöchentlich**.
- Die Lebenssituation ist entscheidend für die Bewertung der Risiken und die Bewertung, welches Problem im Vordergrund steht.
- Die Berechnung des BMI ist nur dann relevant, wenn die Ergebnisse verlässlich sind. Das Ergebnis wird verfälscht z. B. bei: Ödembildung, Amputationen, Schrumpfung der Zwischenwirbelkörper (aufgrund der geringeren Körpergröße).

Diese Einschätzungskriterien empfiehlt die Expertengruppe

Im Standard finden Sie auf den Seiten 140–143 ein bisher unveröffentlichtes Einschätzungsinstrument, das von den Universitäten Witten/Herdecke und Bonn entwickelt wurde. Es besteht aus einem Screening (Kurzeinschätzung) und einem Assessment (standardisierte Erfassung), bei denen Gründe für eine mangelnde Ernährung individuell ermittelt werden.

Das Screening erfasst kurz und knapp ein mögliches Risiko zur Unterernährung

Im Folgenden erhalten Sie einen Formularvorschlag zu der im Expertenstandard aufgeführten Einschätzungshilfe. Sie finden hier eine etwas abgewandelte Form, in der Sie Ihre Beobachtungen sofort eintragen können. Schlagen Sie diesen Bogen Ihrer Pflegedienstleitung als Alternative vor, falls Sie mit der in Ihrer Dokumentation vorhandenen Einschätzungsskala nicht zufrieden sind. Auch wenn Ihre PDL den Bogen nicht übernehmen möchte, eignet sich diese Einschätzungshilfe auch gut als Unterstützung bei der Erstellung Ihrer Pflegeplanungen.

Muster: Erweitertes Screening zum Risikobereich „Unterernährung“ (1/2)

Name des Bewohners / Patienten Datum:		
Größe Gewicht:		
Risikoerhebung für Nahrungsmangel:	Ja	Nein
Augenscheinlicher Eindruck: sichtbare Anzeichen von Unterernährung / Untergewicht Bei Ja: Beschreiben Sie die wahrgenommenen äußeren Anzeichen.	☐	☐
BMI < 20	☐	☐
BMI nicht verlässlich – ermittelbare Begründung:	☐	☐
Unbeabsichtigter Gewichtsverlust (> 5 % in 1 Monat oder > 10 % in 6 Monaten)	☐	☐
Letztes Gewicht vor 1 Monat: Datum: kg:	☐	☐
Letztes Gewicht vor 6 Monaten: Datum: kg:	☐	☐
Zu weit gewordene Kleidung	☐	☐
Mehr als 1/4 Essensreste bei 2/3 der Mahlzeiten Verzehrten Anteil der Mahlzeit mit folgenden Symbolen kennzeichnen:		

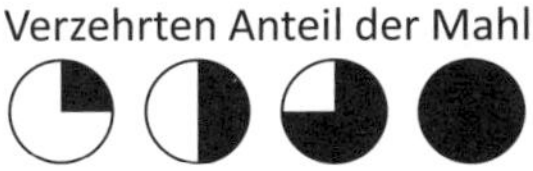

Muster: Erweitertes Screening zum Risikobereich „Unterernährung" (2/2)

Datum Frühstück Mittagessen Abendbrot	❑	❑
Erhöhter Energie- / Nährstoffbedarf durch (Zutreffendes bitte unterstreichen) z. B. Hyperaktivität, Stress, akute Krankheit, Fieber, Dekubitus, Erbrechen, Blutverlust	❑	❑
Sonstiges:	❑	❑
Risiko für Flüssigkeitsmangel		
Zeichen von Flüssigkeitsmangel (Zutreffendes bitte unterstreichen): z. B. plötzliche Verwirrtheit, trockene Schleimhäute, konzentrierter Urin	❑	❑
Sonstiges:	❑	❑
Auffällig geringe Trinkmenge (weniger als 1.000 ml pro Tag über mehrere Tage hinweg)		
Datum: Gesamt ml / Tag, Datum: Gesamt ml / Tag, Datum: Gesamt ml / Tag	❑	❑
Erhöhter Flüssigkeitsbedarf (Zutreffendes bitte unterstreichen): z. B. stark geheizte Räume, Fieber, Sommerhitze, unangemessen warme Kleidung	❑	❑
Sonstiges:	❑	❑
Spezielle Risiken im ambulanten Bereich		
Mangelnde Versorgungsstrukturen / Beschreibung	❑	❑
Mangelnde Versorgung / mangelnde Unterstützung im Haushalt	❑	❑

Auswertung: Falls Sie mindestens 1-mal mit Ja geantwortet haben, besteht ein Risiko zur Unterernährung.

Hinweis: Die Risikoerfassung sollten Sie alle 3 Monate und beim Auftreten zusätzlicher Risikofaktoren durchführen. Die 1. Einschätzung erfolgt beim Heimeinzug oder zu Beginn des ambulanten Auftrags.

Gründe für Nahrungs- und Flüssigkeitsmangel: Falls das Screening mit **einer** Ja-Antwort ein Risiko aufweist, folgt als nächster Schritt das Assessment. Die folgende vereinfachte Abwandlung des Originalassessments hilft Ihnen, schnell und wirkungsvoll Maßnahmen und Ziele festzulegen. Kreuzen Sie die für Ihren Pflegekunden zutreffenden Gründe an und formulieren Sie sie anschließend in Ihrer Pflegeplanung als individuelle Pflegeprobleme aus.

Muster: Einschätzungshilfe für die Kasacktasche

Gründe für eine verminderte Nahrungsaufnahme	Gründe für eine zu geringe Flüssigkeitsaufnahme
1. Persönliche Faktoren / Fähigkeitsverluste	**1. Persönliche Faktoren / Fähigkeitsverluste**
• Bew. / Pat. beherrscht den Essvorgang nicht mehr. • Funktionseinschränkungen in Händen / Armen • Verletzungen im Mundraum, trockener Mund • Zähne und Zahnprothese sind nicht intakt. • Bew. / Pat. sieht und hört schlecht. • Weitere Einschränkungen	• Bew. / Pat. erkennt vor ihm stehende Getränke nicht, kann sich Getränke nicht eingießen. • Bew. / Pat. beherrscht den Trinkvorgang nicht mehr. • Funktionseinschränkungen der Arme oder Hände • Schluckstörungen • Weitere Einschränkungen
2. Unlust beim Essen / Appetitlosigkeit	**2. Fehlende Lust am Trinken**
• Psychische Belastung • Akute Erkrankung • Schmerzen • Bewegungsmangel • Verdacht auf Medikamenten-nebenwirkungen • Auffallend reduzierter / veränderter Geschmacks- und Geruchssinn • Andere Gründe	• Schmerzen • Reduziertes Durstgefühl • Wunsch nach geringer Urinausscheidung • Verschluckt sich leicht, hustet oft beim Trinken, Angst vor Verschlucken • Andere Gründe
3. Umgebungsfaktoren	**3. Umgebungsfaktoren**
• Essenssituation wird als unangenehm empfunden (Geräusche, Gerüche, Nachbarn) • Inadäquate Essenszeiten (Zeitpunkt, Dauer) • Beziehung zu den Versorgungspersonen • Andere Gründe	• Beziehung zu den Versorgungspersonen • Wenig einladende Trinkgefäße • Getränke sind nicht erreichbar • Andere Gründe
4. Essensangebot	**4. Trinkangebot**
• Unzufriedenheit mit dem Angebot, Essen schmeckt nicht • Unangemessene Konsistenz • Andere Gründe	• Unzufriedenheit über Getränke, falsches Angebot • Unangemessene Temperatur • Andere Gründe
5. Gründe für erhöhten Energie- und Nährstoffbedarf	**5. Gründe für erhöhten Flüssigkeitsbedarf**
• Höherer Energiebedarf, z. B. durch Krankheiten / Symptome wie Fieber, Infektion, Tumor, offene Wunde, psychischer Stress, Blutverlust, starkes Erbrechen, Durchfälle • Hyperaktivität • Andere Gründe	• Starkes Schwitzen • Krankheitsbedingter Flüssigkeitsverlust, z. B. durch Fieber, Erbrechen, Blutverlust, anhaltende Durchfälle • Medikamente zur Entwässerung, Abführmittel • Andere Gründe

Beispiele für Ihre Pflegeplanung: Beschreiben Sie die angekreuzten Gründe so genau wie möglich. Je genauer Sie das Problem erfassen, desto einfacher gelingen Ihnen die Zielformulierung und die Maßnahmenbeschreibung.

1. Beispiel: Sie haben unter Punkt 1 „Funktionseinschränkungen in Armen / Händen" angekreuzt.

So sieht die Pflegeplanung aus

Mögliche Pflegeprobleme	Ziele	Maßnahmen
Bew. / Pat. kann Gabel aufgrund ihrer Gelenksdeformation an der rechten Hand nicht halten. Aufgrund der Anstrengung vorzeitiger Abbruch der Mahlzeiten.	Selbstständige regelmäßige Nahrungsaufnahme ist gewährleistet.	Spezielles Besteck mit dickerem Griff einsetzen. Gespräch mit Bew. / Pat. am: ... Umtrainieren auf die linke Hand. Bei Einverständnis bei jeder Mahlzeit darauf hinweisen. Bei Bedarf Unterstützung bei der Bewegung.
Bew. / Pat. zittert beim Essen, so dass die Hälfte der Mahlzeit von der Gabel rutscht.	Individuelle Portion wird verzehrt. Tremor ist verringert.	Hilfe bei der Nahrungsaufnahme beim Mittagessen, ansonsten: Brot in große Stücke schneiden, so dass Bew. / Pat. diese ohne Gabel halten kann. Abklärung des Tremors mit dem Arzt.

2. Beispiel: Sie haben unter **Punkt 1** angekreuzt: „Beherrscht den Essvorgang nicht". Bei der Beschreibung stellen Sie fest, dass die Mahlzeit gar nicht als solche erkannt wird. Möglicherweise ist das Erkennen der Mahlzeit durch die Umgebungsfaktoren erschwert. Möglicherweise beherrscht Ihr Pflegekunde den Essvorgang nicht, weil ihn die **Nahrungskonsistenz** (passierte Kost) nicht an Essen erinnert. Hier wird die eigentliche Maßnahme „passiertes Essen" zum erschwerenden Pflegeproblem.

So sieht die Pflegeplanung aus

Mögliche Pflegeprobleme	Ziele	Maßnahmen
Bew. / Pat. behält feste Nahrungsmittel im Mund, beherrscht den Kauvorgang nicht. Erkennt passierte Kost nicht als Nahrung, schaufelt sie vom Teller auf den Tisch.	Störungsfreie und selbstständige Nahrungsaufnahme	Auf weiche Kost achten, nur nicht knetbare Mahlzeitenkomponenten als passierte Kost anbieten. Hand mit Gabel immer wieder zum Mund führen.

4.6 Expertenstandard Schmerz: Schätzen Sie Schmerzen Ihrer Patienten richtig ein – auch ohne Worte

Frau Pachel kneift sich häufig aus Versehen selbst in den Arm, wenn sie die Pflege abwehrt. Sie meint irrigerweise, der Pflegerin damit weh zu tun. Sie selbst bemerkt den **Schmerz** nicht. Gleichzeitig liegt sie aber häufig im Bett und weint.

Mehrmals in der Woche steht sie mit gekrümmtem Körper auf dem Flur und ruft um Hilfe. Die Frage, ob sie Schmerzen hat, kann sie aufgrund ihrer Demenz **nicht beantworten**. Ihr Verhalten weist keine eindeutigen Schmerzzeichen auf. Sie sitzt streckenweise ganz ruhig im Stuhl. Wenn sie schläft, schläft sie tief und fest.

An anderen Tagen verzieht sie das Gesicht und sieht sehr blass aus. Ihre Bezugspflegefachkraft hegt die Befürchtung, dass Frau Pachel trotz der vielen entspannten Momente Schmerzen haben könnte.

Vielleicht fragen Sie sich im Zusammenhang mit sich **außergewöhnlich** verhaltenden Pflegekunden auch häufiger, ob nicht Schmerzen hinter dem Verhalten stecken könnten und wie Sie diese sinnvoll einschätzen können.

Die Schmerzskala als kurzes Screening

Das ECPA-Schmerzschema zur Erfassung von Schmerzen bei alten Menschen mit stark eingeschränkter Kommunikation von Morello R. et al. 1998 (ECPA) hilft Ihnen bei der Einschätzung. Insgesamt gibt es 3 Beobachtungsdimensionen:

- Beobachtungen außerhalb der Pflege (A, B, C),
- Beobachtungen während der Pflege (D, E, F, G),
- Auswirkungen auf Aktivitäten (H, I, J, K).

Die niedrigste erreichbare Punktzahl ist 0, die höchste 44. Bei dieser Skala ist der einzige festgelegte Wert die 0 für Schmerzfreiheit.

Darüber hinaus gibt es **keine Festlegung der Punkte**, die besagt, dass der Bewohner / Patient leichte, mittelschwere oder schwere Schmerzen hat.

Nicht die Punktzahl ist entscheidend, sondern der Verlauf der Symptome und die Beschreibung der einzelnen Kriterien.

Muster: Schmerzskala für nicht kommunikationsfähige Patienten (ECPA) (1/2)

	0 Punkte	1 Punkt	2 Punkte	3 Punkte	4 Punkte
Beobachtungen außerhalb der Pflege	**A. Verbale Äußerungen: Stöhnen, Klagen, Weinen, Schreien**				
	keine Äußerungen	Schmerzäußerungen bei Ansprache	Schmerzäußerungen bei Zuwendung	spontane Schmerzäußerungen	qualvolle Äußerungen
	B. Gesichtsausdruck: Blick und Mimik				
	entspannt	besorgt, gespannt	ab und zu Verziehen des Gesichts, Grimassen	verkrampfter ängstlicher Blick	starrer Blick / Ausdruck
	C. Spontane Ruhehaltung				
	keinerlei Schonhaltung	Vermeidung best. Position, Haltung	Schonhaltung bei Bewegungsfähigkeit	Patient sucht erfolglos eine schmerzfreie Schonhaltung	Patient bleibt vollständig immobil
Beobachtungen während der Pflege	**D. Ängstliche Abwehr bei der Pflege**				
	keine Abwehr	ängstlicher Blick, angstvoller Ausdruck	starke Unruhe	Aggression	Schreien, Stöhnen, Jammern
	E. Reaktionen bei der Mobilisation				
	ohne Probleme	gespannter Blick / scheinbare Furcht vor Mobilisation	Festklammern	Schonhaltung	Abwehr
	F. Reaktionen während der Pflege von schmerzhaften Zonen				
	keinerlei negative Reaktionen während der Pflege	Reaktionen vorhanden	Reaktionen beim Anfassen oder Berühren schmerzhafter Zonen	Reaktion bei leichter Berührung schmerzhafter Zonen	Unmöglichkeit, sich schmerzhaften Zonen zu nähern
	G. Verbale Äußerungen während der Pflege				
	keine Schmerzäußerungen	Schmerzäußerungen beim Lagern	Schmerzäußerungen bei allen Handlungen	Spontane Schmerzäußerungen oder spontanes leises Weinen, Schluchzen	Spontanes Schreien bzw. qualvolle Äußerungen

Muster: Schmerzskala für nicht kommunikationsfähige Patienten (ECPA) (2/2)

	0 Punkte	1 Punkt	2 Punkte	3 Punkte	4 Punkte
Auswirkungen auf Aktivitäten	**H. Auswirkungen auf Appetit**				
	keine Veränderungen bezüglich Appetits	leicht reduzierter Appetit	muss animiert werden, einen Teil der Mahlzeiten zu sich zu nehmen	isst trotz Aufforderung nur ein paar Bissen	verweigert jegliche Nahrung
	I. Auswirkungen auf Schlaf				
	guter Schlaf, beim Aufwachen ist Patient ausgeruht	Einschlafschwierigkeiten oder verfrühtes Erwachen	Einschlafschwierigkeiten und verfrühtes Erwachen	zusätzliches nächtliches Erwachen	seltener oder fehlender Schlaf
	J. Auswirkungen auf Bewegung				
	normale Bewegung	Bewohner vermeidet sichtbar bestimmte Bewegungen	seltenere / verlangsamte Bewegungen	Immobilität	Apathie oder Unruhe
	K. Auswirkungen auf Kommunikation / Kontaktfähigkeit				
	üblicher Kontakt	Herstellen von Kontakt erschwert	Patient vermeidet Kontaktaufnahme	Fehlen jeglichen Kontaktes	totale Indifferenz

Punkte 0: kein Schmerz; 44 = sehr hoher Schmerz

Praxistipp: Füllen Sie die Skala zügig und spontan als kurzes Screening aus. Wiederholen Sie die Einschätzung im Abstand von **2–3 Tagen**. Sie sollten Ihren Bewohner / Patienten mindestens in den 2 vorangegangenen Tagen gepflegt haben. Schreiben Sie die Punktwerte in eine Übersicht. Hiermit erkennen Sie auf einen Blick, was sich verändert hat. Ein Muster für die Auswertungstabelle finden Sie im „Exklusivbereich für Abonnenten".

Nutzen Sie diesen Bogen als Erstanamnese zu Beginn Ihres Pflegeauftrags. Füllen Sie ihn 3-mal aus, um einen verlässlichen Grundwert zu haben. Wiederholen Sie dieses Vorgehen monatlich und bei Veränderungen im Verhalten. Auf diese Weise fällt es Ihnen auf Dauer leichter zu beurteilen, ob Ihr Pflegekunde Schmerzen hat.

Muster: Auswertungstabelle für die ECPA-Skala

Datum		Datum		Datum		Datum		Datum		Datum		Datum	
	Punkte		Punkte		Punkte		Punkte		Punkte		Punkte		Punkte
A		A		A		A		A		A		A	
B		B		B		B		B		B		B	
C		C		C		C		C		C		C	
D		D		D		D		D		D		D	
E		E		E		E		E		E		E	
F		F		F		F		F		F		F	
G		G		G		G		G		G		G	
H		H		H		H		H		H		H	
I		I		I		I		I		I		I	
J		J		J		J		J		J		J	
K		K		K		K		K		K		K	
+		+		+		+		+		+		+	

4.7 Expertenstandard Inkontinenz: Immer Ärger mit Ihrer Pflegeplanung bei Inkontinenz?

Vermutlich ist ein hoher Anteil Ihrer Pflegekunden von Inkontinenz betroffen. Dies ist ein Pflegeproblem, bei dem Ihre besondere Aufmerksamkeit gefragt ist. Sowohl für den Betroffenen als auch für sein Umfeld kann Inkontinenz zu einer schweren Belastung werden. Im Rahmen der **MDK-Prüfung** wird zudem der angemessene Umgang mit Inkontinenz überprüft. Hierzu zählen laut Begutachtungsanleitung:

- das Erkennen und Dokumentieren der individuellen Ressourcen und Risiken bei Inkontinenz,
- die Durchführung der erforderlichen Maßnahmen.

Erkennen Sie das Problem und analysieren Sie es

Um das Problem zu erkennen und entsprechende Maßnahmen für Ihren Pflegekunden einzuleiten, versuchen Sie zunächst herauszufinden, welche Inkontinenzform überhaupt vorliegt.

Übersicht: Diese Inkontinenzformen sollten Sie kennen

Funktionale Inkontinenz:
Diese Form der Inkontinenz kommt sehr häufig bei demenziell veränderten Bewohnern / Patienten vor. Im Gegensatz zu den anderen Inkontinenzformen handelt es sich nicht um eine Funktionsstörung, sondern die kognitiven Fähigkeiten zur zielgerichteten Blasenentleerung fehlen, z. B. der Demenzkranke findet die Toilette nicht oder kann sich nicht ohne Hilfe vor dem Toilettengang entkleiden.

Belastungsinkontinenz:
Bei dieser Form der Harninkontinenz führt eine körperliche Belastung oder Anspannung dazu, dass der Urin nicht mehr gehalten werden kann. **Typische Situationen** sind Husten, Niesen, Lachen oder schweres Heben.
Die Belastungsinkontinenz wird nach 3 Schweregraden gegliedert:
- **Grad I:** Unwillkürlicher Harnverlust bei heftiger Drucksteigerung im Bauchbereich, z. B. durch Niesen, Husten, Lachen oder schwere körperliche Belastung.
- **Grad II:** Unwillkürlicher Harnverlust bei mittelstarker Drucksteigerung im Bauchbereich, z. B. durch Laufen oder Treppensteigen.
- **Grad III**: Unwillkürlicher Harnverlust bei nur geringer Drucksteigerung im Bauchbereich und auch im Liegen.

Dranginkontinenz:
Bei dieser Inkontinenzform muss Ihr Pflegekunde ungewöhnlich häufig zur Toilette. Der Harndrang entsteht plötzlich und wird so stark, dass er die Toilette nicht rechtzeitig erreicht. Manchmal müssen Betroffene bis zu 5-mal pro Stunde die Toilette aufsuchen.
Im Blasenmuskel sorgen Rezeptoren dafür, dass bei gefüllter Blase der Harndrang ausgelöst wird. Bei der Dranginkontinenz geben diese den Impuls auch schon bei wenig gefüllter Blase aus. Eine Dranginkontinenz lässt sich medikamentös behandeln.

Überlaufinkontinenz:
Aufgrund eines mechanischen Hindernisses ist die Blasenentleerung behindert. Die Überlaufinkontinenz erkennen Sie durch folgende Anzeichen: verstärkter Harndrang, häufiges Wasserlassen, Harnträufeln, Startschwierigkeiten beim Wasserlassen (bei Männern mit vergrößerter Vorsteherdrüse / Prostataadenom, bei Frauen nach einer Verlagerung der Organe des Unterleibs).

Reflexinkontinenz:
Aufgrund von Fehlfunktionen wird die Verschlussfunktion der Harnröhre nicht mehr durch Signale aus dem Gehirn gesteuert. Die Blase entleert sich unkontrolliert, ohne dass der Betroffene zuvor einen Harndrang verspürt hat.

Lassen Sie eine Inkontinenz nach Möglichkeit immer durch den Urologen abklären. Prüfen Sie zusätzlich, ob die Inkontinenz durch die Einnahme verschiedener Medikamente beeinflusst wird, z. B. Diuretika oder Psychopharmaka, die das Empfinden für eine gefüllte Blase verlangsamen.

Im Nationalen Expertenstandard zur Förderung der Harninkontinenz in der Pflege stellt die Expertengruppe eine Abstufung der Kontinenzprofile vor:

1. **Kontinenz:** Ihr Bewohner / Patient ist kontinent.
2. **Unabhängig erreichte Kontinenz:** Er leitet erforderliche Maßnahmen selbst ein und führt sie durch, d. h., Ihr Pflegekunde plant beispielsweise seine Toilettengänge so, dass er keinen ungewollten Harnverlust hat, führt selbstständig ein Blasentraining durch.
3. **Abhängig erreichte Kontinenz:** Ihr Bewohner / Patient erhält Hilfestellung beim Toilettengang oder wird an diesen erinnert.
4. **Unabhängig kompensierte Inkontinenz:** Ihr Pflegekunde verliert unfreiwillig Urin, nutzt selbstständig entsprechendes Inkontinenzmaterial.
5. **Abhängig kompensierte Inkontinenz:** Sie legen das Inkontinenzmaterial an und wechseln es.
6. **Nicht kompensierte Inkontinenz:** Ihr Pflegekunde leugnet seine Inkontinenz und wehrt Hilfestellungen jeglicher Art ab, z. B. das Tragen von Vorlagen oder deren Wechsel.

Benutzen Sie dieses Profil zur **Zieldefinition** im Rahmen der **Pflegeplanung**. Bestimmen Sie die Stufe der Kontinenz / Inkontinenz, in der Ihr Pflegekunde sich befindet. Das nächste Pflegeziel ist dann entweder die Erreichung der nächsten Stufe oder ein Erhaltungsziel, indem die momentane Stufe beibehalten wird.

Beispiel: Maßnahmenplanung für den stationären Bereich

Pflegeproblem: Frau Pachel leidet zunehmend unter ihrer Inkontinenz. Sie schmeißt Inkontinenzeinlagen bei der kleinsten Spur von Urin fort. Sie hat schon Hautschädigungen, da sie aus Angst vor Geruchsbildung bis zu 6-mal am Tag zusätzliche Intimhygiene mit Wasser und Seife durchführt.

Pflegeziel: abhängig erreichte Kontinenz

Pflegemaßnahme: Toilettenbegleitung um ... Uhr

Beispiel: Maßnahmenplanung für den ambulanten Bereich

Pflegeproblem: Frau Sobel schläft nachts durch. Morgens wird sie durch ihren Harndrang wach und nässt dabei häufig das Bett ein. Sie benötigt komplette Hilfestellung von der Tochter beim Umkleiden und der Intimhygiene. Tagsüber bemerkt sie ihren Harndrang zwar, schafft es aber nicht zur Toilette. Das Tragen von Inkontinenzeinlagen lehnt sie ab.

Mögliche Ziele:

- **Stufe 3:** abhängig erreichte Kontinenz

Maßnahmen: Erinnerungen der Tochter am Tag und früheres Wecken am Morgen

- **Kombination: Stufe 3**, wie oben beschrieben, tagsüber. **Stufe 5** nachts: abhängig kompensierte Inkontinenz

Maßnahme: Frau Sobel wird durch langsames Heranführen und Überzeugen mit dem Inkontinenzmaterial vertraut gemacht.

Wichtig: Die Wahl des **Zieles beeinflusst** die **Maßnahmen**. Deren Erfolg ist wiederum von der individuellen Akzeptanz des Betroffenen abhängig.

Sofort-Hilfe: 4 Maßnahmen zu größtmöglicher Kontinenz von Bewohner / Patient

Die folgenden Maßnahmen führen Sie im stationären Bereich selbst aus. Im ambulanten Bereich sollten Sie die Angehörigen von der Wirksamkeit überzeugen und dabei anleiten.

1. Toilettentraining: Zunächst vereinbaren der Helfer und die pflegebedürftige Person Toilettengänge in so kurzen Zeitabständen, dass eine Kontinenz erreicht ist. Danach wird regelrecht auf die Ausdehnung der Zeitabstände hin trainiert.

2. Angebotener Toilettengang: Hierbei nehmen Sie Kontakt zu Ihrem Bewohner / Patienten auf und fragen ihn diskret, ob er zur Toilette muss oder die Einlage nass ist. Ebenso diskret prüfen Sie die Angaben und geben eine Rückmeldung (z. B.: *„Ich glaube, die Einlage muss doch gewechselt werden.“).*

3. Toilettengang zu festgelegten Zeiten: Gehen Sie regelmäßig zu vorher in der Pflegeplanung festgelegten Zeiten mit Ihrem Bewohner / Patienten zur Toilette. Bei Bedarf wechseln Sie das Inkontinenzmaterial. Achten Sie besonders nachts darauf, dass die Zeiten den Schlaf Ihres Pflegekunden nicht behindern.

4. Toilettengang zu individuellen Zeiten: Dieses Vorgehen scheint für viele Pflegekunden am wirkungsvollsten zu sein. So gehen Sie dabei **schrittweise** vor:

1. Schritt: Gehen Sie eine Woche lang zu festgelegten Zeiten mit Ihrem Bewohner / Patienten zur Toilette.
2. Schritt: Führen Sie ein Miktionsprotokoll, in dem Sie den Erfolg des Toilettengangs und eingenässte Einlagen dokumentieren. Ein Beispiel für ein ausgefülltes Miktionsprotokoll sehen Sie auf dieser Seite. Das Formular erhalten Sie zum **Download** im „Exklusivbereich für Abonnenten".
3. Schritt: Analysieren Sie das Protokoll nach einer Woche und legen Sie Zeiten für die Toilettengänge fest.
4. Schritt: Führen Sie das Miktionsprotokoll weiter und nehmen Sie wöchentlich eine Auswertung vor.

Beispiel für die Auswertung des Miktionsprotokolls

Uhrzeit	**Einlage** trocken	nass	**Wasser gelassen auf der Toilette**	**Auswertung**
8.00	T		ja	Zeit kann so bleiben
10.00		N	nein	Zeit vorverlegen auf 9.30 Uhr
12.00	T		nein	Abstand verlängern auf 2,5 Stunden
14.00		N	Ja	Abstand war zu lang, muss verkürzt werden auf 13.00 Uhr

Muster: Miktionsprotokoll

Uhrzeit Datum	**Einlage** trocken	nass	**Wasser gelassen auf der Toilette**	**Auswertung**

Legen Sie mit Hilfe der Kontinenzprofile die individuellen Pflegeziele im Bereich „Inkontinenz" möglichst mit Ihrem Pflegekunden fest. Durch eine individuelle Maßnahmenplanung verhelfen Sie Ihrem Bewohner / Patienten und auch seinen Angehörigen im häuslichen Umfeld zu mehr Lebensqualität.

4.8 Expertenstandard Wundversorgung: Mit diesen Formulierungshilfen beschreiben Sie Wunden fachlich korrekt

Eine exakte und konsequente Dokumentation des lokalen Wundverlaufs ist Bestandteil eines kompetenten Wundmanagements. Möglicherweise fällt es Ihnen auch schwer, bei der Wundbeschreibung die richtigen Worte zu finden. Mit den folgenden Formulierungen beschreiben Sie so treffend, dass der Kollege aus der nächsten Schicht mühelos auf Ihren Ausführungen aufbauen kann.

Machen Sie es sich einfacher: Arbeiten Sie mit einer Fotodokumentation

Drucken Sie Fotos 2-mal aus:

1. Foto zur Dokumentation. Dieses bleibt frei von Kommentaren.
2. Foto, auf dem Sie Umrisse oder Nummerierungen einzeichnen, um Ihre schriftlichen Ausführungen zu untermauern.

Diese Kriterien müssen Sie bei der Fotodokumentation beachten
Nutzen Sie ein Papierlineal. Dieses können Sie entweder neben der Wunde aufkleben oder durch eine 2. Person festhalten lassen. Vermerken Sie auf dem Lineal den Vor- und Zunamen des Bewohners, das Datum der Fotografie sowie die betreffende Körperseite. Mit der folgenden Übersicht nehmen Sie eine strukturierte Wundbeschreibung vor.

Übersicht: Formulierungshilfen zur Wundbeschreibung für die Kasacktasche (1/2)	
Wundgrad Grad 1: Rötung, oberflächliche Hautläsion Grad 2: Sichtbare Wunde, bis in die Subcutis Grad 3: Muskelgewebe betroffen Grad 4: Knochengewebe betroffen **Lokalisation der Wunde** Kennzeichnung im Wund- Dokumentationsbogen. Um Wundumrisse und Ausprägungen in die eine oder andere Richtung zu kennzeichnen, beschreiben Sie sie mit der Uhrzeit: 12.00 Uhr ist dabei immer senkrecht kopfwärts.	**Wundrand** Normal bei Heilungstendenz: rosa flach in die Wunde übergehend **Formulierungen bei Abweichungen:** leblos, ausgetrocknet, mazeriert, aufgequollen, wulstig, rissig, nach innen gerollt, gerötet, zerklüftet, Taschenbildung **Wundgrund** • Schwarz, braun: nekrotisch belegt, trockene Nekrosen • Gelb-braun: schmierig nekrotisch belegt, feuchte zerfallende Nekrosen

Übersicht: Formulierungshilfen zur Wundbeschreibung für die Kasacktasche (2/2)

Häufige Lokalisation: Ohrmuschel, Hinterhaupt, Schulterblatt, Schulterhöhle, Ellenbogen, Kreuzbein, Steißbein, Sitzbein, großer Rollhügel, Knie, Schienbein, Wadenbein, Außenknöchel, Innenknöchel, Ferse, Metatarsalköpfchen, Fußrücken, Zehen, Knöchel, äußere Fußseiten, Fußsohle

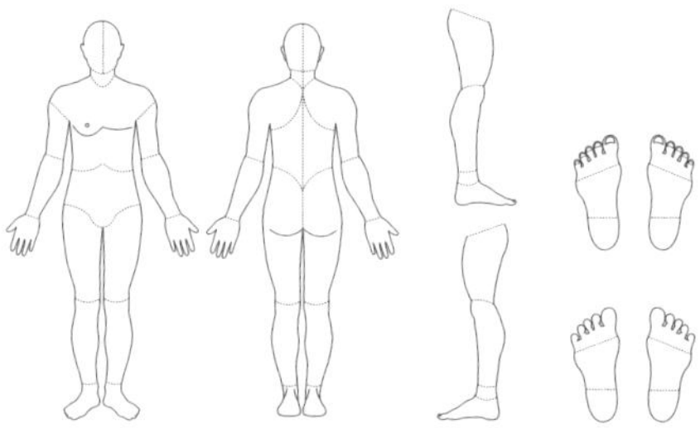

Größe der Wunde
Wundgröße: (Breite, Länge, Tiefe)
Taschenbildung vorhanden (ja / nein)
Bestimmung der Tiefe: Sterile Knopfkanüle oder Watteträger in die Wunde einführen, cm-Zahl zum Rand ergibt die Tiefe
Bestimmung des Volumens bei Taschenbildung: Folie überkleben mit steriler Spritze und Knopfkanüle, Einspritzen von steriler (Ringer- oder NaCl-)Lösung, Fassungsvermögen der Wunde in ml dokumentieren

- Gelblich: fibrinöse Belege oder Eiter
- Blassrosa: ungesundes Granulationsgewebe
- Tiefrosa, pink: gesundes Granulationsgewebe
- Hellrosa: Epithelisierungsgewebe
- Nekrosen: trocken, ledrig, feucht, schorfig, teigig, breiig, zerfallend
- Granulationsgewebe: schwammig, leicht blutend, empfindlich, trocken, gut durchblutet, glänzend-feucht, fibrinös belegt (Fäden ziehend)

Exsudat (= Flüssigkeitsabsonderung)
Menge: kein Exsudat, mäßiges Exsudat, viel Exsudat – diese Angaben sind sehr dürftig, daher am besten durch die Zahl der notwendigen Verbandwechsel beschreiben.
Aussehen: blutig-serös, blutig, klar, farblos, gelblich, rötlich, bräunlich, grünlich, blaugrün
Geruch: geruchlos, leichter Geruch, übelriechend, süßlich

Wundumgebung
Hautstruktur: straff, trocken, reizlos, glatt, glänzend, schuppig, haarlos, pergamentartig, geschmeidig, elastisch, Hornhaut, geschwollen
Hautfarbe: gerötet, blass, bläulich
Hautbeschaffenheit: mazeriert = aufgequollen, rissig, schuppig, glatt, gut durchblutet, überwärmt (Entzündung), Infektions- oder Allergiezeichen (Jucken, Brennen)
Schmerzen
Beim Verbandwechsel, im Ruhezustand, zusätzliche Schmerzerfassung notwendig

Beschreiben Sie die genannten Kriterien in jedem Wundbericht immer in der gleichen Reihenfolge und mit den gleichen Begriffen. So entwickeln Sie Routine und Formulierungen bereiten Ihnen kein Kopfzerbrechen mehr.

5 Exkurs: So informieren Sie den Hausarzt minutenschnell über die Lebensqualität Ihres Pflegekunden

Frau Mayer wirkt seit 2 Tagen viel apathischer als sonst. Da sie anhand ihrer Beobachtungen und Vitalwertkontrollen keine Erklärung für die Verschlechterung erkennt, bittet Schwester Rita den Arzt um einen Hausbesuch. Er findet eine durch die Mittagsruhe schläfrige Frau Mayer vor und befindet, diese sei schließlich schon 89 Jahre alt und kaum ansprechbar. Er würde gar nichts machen, keine weiteren Untersuchungen empfehlen. Es wäre ja absehbar, dass die Bewohnerin nicht mehr lange zu leben hätte. Schwester Rita hat gar keine Gelegenheit aufzuzeigen, dass Frau Mayer eigentlich noch eine lebensfrohe Person ist und ihr ansonsten konstanter Allgemeinzustand eine genauere Untersuchung rechtfertigt. Der Arzt teilt im Gehen mit, er werde den Betreuer anrufen, um seinen Standpunkt zu erklären. Zudem wolle er diesen anregen, weitere Untersuchungen und Krankenhausaufenthalte schriftlich abzulehnen.

Möglicherweise kommen Ihnen ähnliche Situationen in den Sinn. Noch **kritischer** wird es bei Bereitschafts- oder Notarzteinsätzen. Da diese Ihre Bewohner / Patienten überhaupt nicht kennen, sind sie einerseits auf Ihre pflegefachliche Einschätzung angewiesen, andererseits haben sie selten Zeit lange zuzuhören.

Sie müssen also in möglichst **knappen** Worten den Allgemeinzustand Ihres Pflegekunden beschreiben. Der folgende Bogen hilft Ihnen, die gewünschten Informationen kurz und knapp zu vermitteln. Der Arzt kann sich schnell einen Überblick verschaffen und entscheidet selbst, welche **Rückfragen** er stellt. Sie werden überrascht sein, wie sehr diese Vorgehensweise Ihnen die Informationsweitergabe erleichtert. Füllen Sie diesen Bogen als **Argumentationsstütze** für sich selbst aus und legen Sie ihn dem Arzt vor.

Muster: Bogen zur Beschreibung des Allgemeinzustandes (1/2)

Name: Datum: Pflegekraft:

Grund des Hausbesuches:

	Übliches Verhalten	Ja	Nein	Akute Abweichung
Mobilität:	Ständige Bettlägerigkeit	❑	❑	
	Liegezeiten tags: von ____ bis ____			
	Liegezeiten nachts: von ____ bis ____			
	Sitzt aufrecht	❑	❑	
	Gehen ❑ mit Hilfe ❑ mit Gehilfe ❑ allein ❑ nicht möglich			
Wachheit:	Ansprechbar und deutlich wach	❑	❑	
	Lächelt mehrmals am Tag	❑	❑	
	Nimmt direkten Blickkontakt auf	❑	❑	
	Beobachtet seine Umgebung	❑	❑	
	Hält Augen häufig geschlossen	❑	❑	
	Tagsüber schläfrig	❑	❑	
	Drückt nonverbal Zufriedenheit aus durch: ____________________			
Ernährung:	BMI =			
	Gewichtsabnahme in den letzten 3 Monaten: ____________________			
	Gewichtszunahme in den letzten 3 Monaten: ____________________			
	Isst selbstständig	❑	❑	
	Isst mit sichtbarem Genuss	❑	❑	
	Isst mit Hilfe	❑	❑	
	Lehnt Nahrung reflektorisch ab	❑	❑	
	Lehnt Nahrung gezielt ab	❑	❑	
	Schluckstörungen	❑	❑	
Flüssigkeits-zufuhr:	Trinkt selbstständig	❑	❑	
	Trinkt mit Hilfe	❑	❑	
	Lehnt Nahrung reflektorisch ab	❑	❑	
	Lehnt Nahrung gezielt ab	❑	❑	

Muster: Bogen zur Beschreibung des Allgemeinzustandes (2/2)

	Übliches Verhalten	Ja	Nein	Akute Abweichung
Kontakt-aufnahme, Aktivität	Orientiertes Gespräch möglich	❑	❑	
	Häufig abweisend und traurig	❑	❑	
	Beschäftigt sich selbst	❑	❑	
	Hat strukturierten Tag durch Pflegepersonal	❑	❑	
	Lehnt Beschäftigung ab	❑	❑	
	Nimmt teil an folgenden Aktivitäten: ______ ______			
Schmerzen:	In Ruhe	❑	❑	
	In Bewegung	❑	❑	
	Bei Ja Lokalisation ______ ______			
	Schmerzmedikation	❑	❑	
Atmung:	Luftnot	❑	❑	
	Verschleimung	❑	❑	
	Frei	❑	❑	
Infekte:	Anzahl im letzten Jahr: ______ ______ ______			
Krankenhaus-aufenthalte:	Datum/Grund: ______ ______ ______			
Pflege und Ankleiden:	Selbständig	❑	❑	
	Teilweise selbständig	❑	❑	
	Mit Anleitung möglich	❑	❑	
Inkontinenz:	Tags	❑	❑	
	Nachts	❑	❑	

Notizen